大脑的力量

［英］凯瑟琳·德·兰格（Catherine de Lange）———— 著

李京晶 ———— 译

BRAIN POWER

EVERYTHING YOU NEED TO KNOW FOR A HEALTHY,
HAPPY BRAIN

U0343537

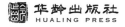

华龄出版社
HUALING PRESS

图书在版编目（CIP）数据

大脑的力量 / (英) 凯瑟琳·德·兰格著 ; 李京晶
译 . -- 北京 : 华龄出版社，2023.2

ISBN 978-7-5169-2454-9

Ⅰ . ①大… Ⅱ . ①凯… ②李… Ⅲ . ①大脑—普及读
物 Ⅳ . ① R338.2-49

中国国家版本馆 CIP 数据核字 (2023) 第 022056 号

北京市版权局著作权合同登记号 图字：01-2023-1517号

策划编辑 颉腾文化	
责任编辑 鲁秀敏	责任印制 李末圻

书 名	大脑的力量	作 者	[英] 凯瑟琳·德·兰格
出 版 发 行	华龄出版社 HUALING PRESS		
社 址	北京市东城区安定门外大街甲 57 号	邮 编	100011
发 行	（010）58122255	传 真	（010）84049572
承 印	文畅阁印刷有限公司		
版 次	2023 年 5 月第 1 版	印 次	2023 年 5 月第 1 次印刷
规 格	880mm×1230mm	开 本	1/32
印 张	9.5	字 数	189 千字
书 号	978-7-5169-2454-9		
定 价	79.00 元		

　　大脑是人类最复杂的器官，它创造出我们的意识、思想、感受和行为，也是我们身体各器官的控制中心。迄今为止，我们对大脑这个强大的器官还知之甚少，但近几十年脑科学领域的研究已经在不断增进我们对大脑的了解，也为我们如何促进身心健康提供了诸多有价值的参考信息。虽然大脑健康与我们每个人都息息相关，但学习脑科学似乎容易让人望而却步，好像了解这些总是意味着要迈过专业术语、复杂科学知识的高墙。

　　而这本书帮助我们拆掉了这些高墙。本书的作者是一名科学记者和作者，在这本书中，她以自己去医院看偏头痛的经历写起，用通俗易懂的方式介绍了与我们身心健康有关的脑科学领域的最新进展。本书也探讨了当下热门的健康趋势和议题——轻断食是否真的对身体有益？如何预防阿尔兹海默症？

最有利于脑健康的运动方式是什么？作者介绍了这些议题背后的科学依据，并且从饮食、运动、社会生活等方面提出了简单易行的建议。

本书分为七个部分共三十章，其中的内容既相互联系又独立成文，读者可以按顺序阅读，也可以从自己最感兴趣的章节开始。每个部分会介绍与脑健康有关的一个方面，如饮食、睡眠，其中会包含对最新科学进展的介绍，也会有增进健康的小贴士和小工具。因此，读者可以把本书当成一本轻松的科普读物，也可以把它当做一本保持身心健康的工具书。

很荣幸能担任本书的译者，将这本科学、实用又不失趣味的《大脑的力量》呈现给读者。在翻译过程中，我有时也会感到由于自己语言和知识的局限，难以准确或优雅地还原作者的原文，译文中的诸多不足之处，还望读者们给予反馈和指正。

愿本书能提供给读者有益身心的脑科学知识，也愿我们都如书名所示，拥有一个健康、快乐的大脑！

李京晶

2023 年 2 月于云南大理

在即将写完这本书时，我碰巧第一次约见了神经科医生。以前只是偶尔出现的让我感到虚弱不已的偏头痛，现在已经变成了我的常客，我想要彻底搞清楚这是怎么回事。我的神经科医生坐在他的办公桌后面，问了很多关于我的生活方式、家族史和我的头痛的问题。当我承认我搞不清楚到底是什么引发了我的偏头痛时，他告诉我不用担心——即使是他，一个在偏头痛和头痛方面进行过专业学习的神经科医生，也无法告诉我是什么导致了他自己的偏头痛。

在我们会面的最后，医生确信我的头痛可能不是什么太恶性的问题，他拿出了一张纸，写下了我可以服用的东西的名称，这些东西已经在临床试验中被证明对部分患者的偏头痛有效。他写的不是什么厉害的新药或者强效的止痛药，相反，他写的是"维生素 B2（核黄素）400 毫克"。

维生素 B2 存在于杏仁、西兰花、鸡蛋等食物中，这些食物我经常吃。维生素 B2 对我们的身体有很多功效，包括帮助将食物转化成能量，以及维持神经系统的正常运作。我们的身体通常每天只需要处方里那 400 毫克的一小部分，但是已有多个临床试验证明，摄入大量维生素可以帮助人们减少偏头痛的出现次数，并缩短偏头痛的持续时间。有研究甚至发现，大量摄入维生素能够把偏头痛出现的次数减半。作为一个科学记者，我做的第一件事就是去亲自查找并评估这些研究证据。虽然我还是有一些半信半疑，但是看到这样吃维生素也没有什么副作用（除了我的尿液变成了亮黄色以外），我愿意试一试。这次神经科的就诊除了使我的偏头痛好了一点之外，也让我得到了许多对所有人都有助益的信息，这些信息和我在写这本书的过程中所发现的关于大脑的重要事情不谋而合。

让我们从我的医生说起。实际上，即使作为一个顶尖的头痛专家，他对导致头痛的许多原因也摸不着头脑。如果我和你说人类的大脑是整个宇宙中最复杂的东西，这听起来像是老生常谈，但事实是它确实是令人难以置信的复杂，即使经过数十年的研究，我们也只了解到关于它如何运转的一些皮毛。我们还不知道构成大脑的所有细胞有哪些，更别说它们是如何交互来创造出我们复杂的思想、情绪、行为、感觉的，以及这其中最重要的——我们的意识。因此，我会原谅我的神经科医生不能了解所有的细节。

读到这里你可能会想，也许我们直接放弃算了。大脑太复杂了，我们搞不明白……但这样也不对。其实，我们正在不断地探索关于大脑运作的新信息，尤其借助像磁共振成像（MRI）这样的技术，我们可以看到大脑的活动。这是神经科学领域激动人心的时代，我们可以充分利用这些新知识。同时，也需要明白，科学是一个持续进行的过程。我在本书中写到的内容，有一些方法是已经被证实可以增强我们大脑的力量的，首先是锻炼、睡眠、保持精神投入和建立稳固的社会关系。而另一些，目前还没有明确的证据，但是这些正在进展中的领域也非常有趣，值得我们去关注目前的研究进展。

现在让我们转向 B 族维生素——事情开始变得有趣起来了。人们逐渐意识到大脑并不是独立于身体在运转的，大脑的问题常常与我们的身体健康有着错综复杂的联系。我不知道你怎么想，但如果我的头痛能够通过吃大量维生素来预防，那我愿意这样做，而不是简单通过吃止痛片来治疗我的偏头痛症状（尽管我肯定会在需要时服用这些药物）。令人激动的是，最新的研究发现，环境（而不是遗传因素）对我们的大脑在衰老过程中发生的变化乃至最终的认知衰退影响最大，[1]这充分说明了我们在日常生活中选择怎么做对我们的脑健康至关重要。

这样的思维方式是革新性的，因为它指出我们用来保持身体健康的很多种方法，以及其他的爱好和习惯，也能同时让我们的大脑开足马力运转。我们会在这本书里讨论这些方法。

同时，这也意味着我们不应该等到出了问题，等到要坐到神经科医生的面前，才去照料我们的脑健康。如果其他的内容都忽略不计，这本书最想呼吁的是，我们要现在就开始掌控自己的脑健康，越早开始这样做越好。

一场致力于脑健康的变革已经迫在眉睫。预计到2030年，60岁及以上的人群将增长56%，达到14亿人。[2]随着人口老龄化的加剧，神经退行性疾病（如阿尔兹海默症、血管性痴呆）的患病率也会大幅增加。然而，至少有一半的人无法列举出导致阿尔兹海默症的风险因素。[3]不幸的是，我们对阿尔兹海默症的了解也还十分有限，目前也缺乏有效的治疗方法。这意味着能够预防和减缓这些疾病的生活方式因素更加关键。

本书将谈到人们可以做哪些事，以及避免做哪些事，来促进大脑健康。但是拥有一个健康、快乐的大脑意味着什么呢？在本书中，我们定义一个健康的大脑为基于大脑结构测量和脑成像具有正常脑功能的大脑。我们也会讨论大脑如何随着年龄的变化而变化，以及我们可以怎样将对大脑有损害的，尤其那些可能会引起阿尔兹海默症的变化降到最少。至于快乐的大脑，当我们说一个快乐的大脑时，我们其实是在说情绪。它包括了会影响我们情绪的抑郁、焦虑等心理健康状况，以及其他会让我们感觉糟糕的问题，如压力。我们也会谈到与情绪障碍无关的话题，有哪些方法可以让我们的心情迅速提升。在这两个话题之下，我们都会谈到认知表现。换言之，如何让我们的大脑保持敏锐，无论即刻提高注意力、专注力或创造力，还是长期地让我们拥有一个清醒、智慧的大脑。

值得注意的是，虽然这本书几乎只关注大脑，但书里涵盖的许多做法也对身体非常有益。更好的是，其中许多方法是免费的，往往不需要花太多时间，而且非常有趣。因此，踏上这趟改善大脑健康的旅程，可能也会以各种其他方式改善你的生活。

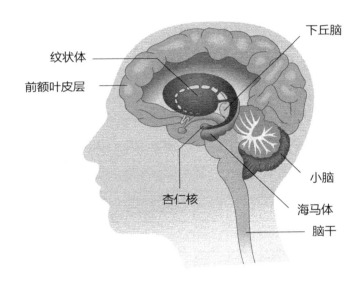

归根结底，脑健康意味着感觉良好。我希望这本书能帮助你找到你可能愿意在生活中去进行的或大或小的改变，无论现在还是在你年龄更大的时候，这些改变不会让你觉得是一件苦差事或一种惩罚。我鼓励你去多多尝试，看看这些方法是否对你有用，但如果它们让你感到繁重，就放弃它们，然后试试其他东西。

在开始之前，让我们最后一次回到那位神经科医生的办公室，以及他关于尝试B族维生素的建议。那个说服力很强的临床试验将偏头痛的发生概率减少了一半……但是只对研究中的一部分人有效。

对另一些人来说，B族维生素没有效果。我是否会成为它的受益者之一还有待观察，但重要的是，要记住我们非凡的大脑是让我们与众不同的原因。每一个大脑都是不同的，因此也没有一个适用于所有人的解决方案。不管人们选择什么样的生活方式，很多人都会在现在或未来遇到心理健康问题和神经系统疾病，如果我不指出这一点，那会是不负责任的。这里的关键是，我们的行为可以极大地影响我们的脑健康，但是我们仍然没有完整的答案。

同样，维持脑健康也没有什么万能的方法。保护你的大脑的最佳方法是采取多种有益习惯的组合，并让其逐渐产生效果。这不是一个速效的解决方案，但可以带来持久影响生活方式的改变。

也许在未来的某一天，科学家会发明出一种能够模仿健脑习惯的药丸，它可以取代以下事情所带来的种种益处：运动，和朋友相聚时的一杯红酒，以及一段稳定的关系；大自然中的漫步，一个好觉，温暖的阳光洒在脸上的感觉，以及富含营养的食物所带来的影响。当那些发生的时候，你可以选择吞下那颗药丸，并立即获得所有的好处，让你可以去做其他事情。或者，至少这是我的希望，你会在做那些能够帮你保持脑健康和快乐心情的事情中发现十足的喜悦，你会想要在你漫长而健康的人生中继续这样做下去。

扫码关注公众号
发送关键词"大脑的
力量"获取下载资料

为方便读者拓展阅读和深入研究，本书配有详尽的参考文献资料，有需要的读者可自行扫码免费获取相关资源。

目录

CONTENTS

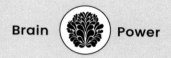

第一部分

饮食

大脑是一个饥饿的器官，它消耗了身体大约 20% 的能量。然而，当我们选择吃什么时，我们则更倾向于考虑食物对我们身体健康的影响。它对心脏有好处吗？它会让我发胖吗？它会导致癌症或糖尿病吗？不仅个人有这种想法，医学界也低估了饮食对我们心理健康的作用，尽管我们早就知道肠道不是一个独立的器官，而且它一直在与大脑进行对话。现在，科学界已经开始关注这一对话，而且他们发现的结果十分惊人。

肠道和大脑交流的其中一种方式是通过微生物组。近年来，关于微生物组的研究呈爆发式增长。在第一章中，我们会认识生活在我们体内的数以万亿计的微生物，并发现它们能够影响我们健康的种种不可思议的方式。重要的是，我们还将学习如何滋养它们，以保持它们（同时也是我们自己）的快乐。

在第二章中，我们将继续探讨这样一个观点，即不仅是我们吃什么，而且在什么时候吃，对保持敏锐的大脑也有作用。各种类型的禁食法越来越受欢迎，但它们是否真的像传说中的那样有效，以及挨饿真的可以让你的大脑变得更好吗？

在世界上大多数国家，不良的饮食习惯是导致死亡的主要风险因素，比吸烟造成的死亡还要多。①到底哪里出了问题？在第三章中，我们将参观一些拥有世界上最健康的饮食方案的热点地区，并从这些地区的饮食和最新的研究中学习到，我们究竟应该吃什么，以获得最佳的大脑健康和长寿健康的生活。

最后，如果你仍然不相信饮食对大脑的作用，在第四章中，我们将讨论当我们身体处理食物的能力崩溃时会发生什么，以及阿尔兹海默症可能是一种大脑的糖尿病的惊人观点。在本书的这一部分，我们将发现如何去应对那些保证会快速解决问题的、令人眼花缭乱的、时髦的饮食方案，取而代之的是去学习如何让我们的饮食方式更加可持续、更加美味，以保持大脑的健康。

第一章

提升心情的饮食

第一次约会时像肚子里有蝴蝶飞的感觉，当某人没有诚实相对时你所产生的直觉，甚至是一次重要的工作报告前肚子不舒服的感觉——我们都以某种形式体会过肠道和大脑之间的联系。但是你知道肠道有它自己的神经系统吗？或者说，肠道在不间断地和大脑对话，甚至在你没有在吃东西的时候也在影响你的想法和情绪。这一联系是如此强大，以至于科学家们把肠道称为我们的第二大脑，并比以往任何时候都更了解我们如何能够通过培养这种联系来获得更好的感受和更清晰的头脑。

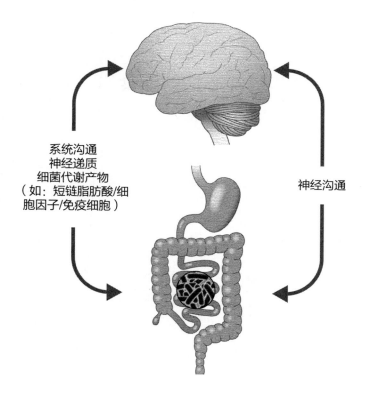

系统沟通
神经递质
细菌代谢产物
（如：短链脂肪酸/细
胞因子/免疫细胞）

神经沟通

肠道和大脑之间的双向交流系被称为肠脑轴，信息可以通过多种方式来回传递。最直接的方式是通过迷走神经。这是一条信息高速公路，可以把信号从肠道发送到中枢神经系统。它也是身体"休息和消化"模式中的一个关键角色。迷走神经被称为身体的第六感，[①]因为它能够检测到器官的活动，并将重要信息传回大脑，除了迷走神经之外，肠道也可以通过其他方式与大脑对话，包括通过激素、免疫系统和肠道微生物。

我们对于肠脑轴对心理健康的理解还停留在相对初期的阶段，尤其是生活在肠道中的微生物的作用。即便如此，这仍是一个非常令人兴奋的研究领域，有令人信服的证据表明我们对待这些肠道居民的方式会产生深远的影响。

认识你的微生物组

我们的消化道里约有 40 万亿个微生物。为了便于理解，这个数字和构成人体的细胞数量大致相同，而你的肠道里微生物的数量是地球上人口总数的 10 万倍。[②]

它们主要居住在大肠之中。大肠是消化道中最厚的一部分，也是消化系统中运行最缓慢的部分，大约需要 12 ~ 30 小时来处理通过它的东西，这为肠道微生物提供了充足的时间来发挥它的魔力。这些数以万亿计的微生物，包括细菌、病毒、真菌和寄生虫，统称为微生物群。结合在一起，它们所包含的基因比你自己的基因组（你身体里所有的遗传物质）要多几百倍。我们将这种微生物基因集合称为微生物组。

值得注意的是，直到 21 世纪，肠道里 80% 的微生物对我们来说还是一个未解之谜。得益于基因测序技术，这种情况正在发生变化。2007 年，人类微生物组计划启动，对我们的"第二个基因组"进行测序。我们正在进入一个激动人心的阶段，焦点正从这些寄居者是谁，转移到它们在我们的体内做什么，以及我们可以如何充分利用它们来改善我们的身体健康和心理健康。③

我们经常听到"好细菌"的说法，当我们去思考肠道微生物群时，这也是一个关键的概念。消化道是有害生物进入人体的主要途径之一。可如果有足够的"好细菌"在数量上超过了那些有害的病原体，就能帮助、保护我们免受感染。这就是拥有尽可能多样化的微生物组对我们的健康十分重要的原因之一。微生物组所能发挥的技能越多，它就能为保持健康做得越多。

但我们的肠道居民们所做的远不止是击败有害的微生物。它们还会分解我们无法消化的食物，制造多种多样的、有用的化合物或代谢物，并制造维生素，包括所有 8 种 B 族维生素。值得注意的是，肠道微生物还可以产生神经递质，即大脑细胞用来交流的化学物质，包括了血清素（缺少该物质与抑郁症的发生有关）、去甲肾上腺素（使身体准备好采取行动）和多巴胺（在情绪状态及我们的学习和计划能力中起着重要作用）。事实上，50% 的多巴胺都是在肠道中产生的。④

强大的影响者们

所有这些都表明，肠道微生物不仅是在我们体内搭便车的乘客，它们的健康和我们自身的健康紧密相连，并且它们能够对我们的大脑产生强大的影响。

至于究竟有多大的影响，在过去十余年的研究中已经开始变得清晰起来。首先是对无菌小鼠的研究。这些小鼠是在没有任何微生物的情况下培育出来的，并在无菌的环境中饲养，使科学家能够观察到接触多种微生物对它们有什么影响。2004年，一个日本研究团队进行的开创性研究发现，这些没有微生物组的小鼠大脑发育不全、应激反应过度，并且似乎表现出抑郁的状态。[⑤]引人注意的是，在给这些小鼠喂食混合细菌后，它们的应激反应很快就恢复了正常。

进一步令人信服的研究证据来自对粪便移植的研究，即把一个个体的粪便材料转移到另一个个体的肠道中，通常是通过灌肠，有时也通过口服，如以药片形式。2020年发表的一篇关于这项技术的综述文章，讨论了将粪便材料从患有特定疾病的人身上转移到小鼠身上的一些研究。当小鼠接受移植后，它们也出现了类似在人类身上所观察到的症状——包括抑郁、焦虑、厌食和酗酒。当然，这些症状与人类的症状并不完全相同，而是一个代表。举例来说，表现出焦虑的小鼠可能会更少地去空旷的场地中间，而是倾向于贴在边缘；那些表现出强迫行为的小鼠，一旦有机会就会发狂似地掩埋弹珠。仅仅是把身体不好的人的微生物组移植到这些小鼠身上，似乎也能转移相应的健康问题。

如果我们可以反其道而行之，把健康个体的微生物组转移到那些已有健康问题的个体身上，会发生什么呢？这是一个诱人的想法，虽然在人身上这样做的研究很少，但确实存在少数研究。例如，有六个研究把健康志愿者的微生物组移植到抑郁症患者身上，所有研究都发现接受移植的人的抑郁症状有短期改善。然而，这些症状通常在几个月后恢复到以前的情况。

抗生素和微生物组

总的来说，抗生素似乎对你的微生物组是一个坏消息，因为它们把你肠道内微生物的平衡都搅乱了（当然，它们也是治疗细菌感染的一种非常重要的方法，所以你仍然应该在需要时遵医嘱服用）。然而，有证据指出，抗生素对微生物组的作用也可能帮助有持续阴性精神分裂症症状的人群，或对于标准疗法没有反应的抑郁症患者，这使情况变得复杂起来。因此，抗生素对微生物组的作用——在治疗和预防疾病方面，可能会在未来几年成为一个热门话题。

至于这些影响是如何发生的，它可能是通过肠道与大脑对话的多种方式中的任意一种。当肠道微生物从我们无法消化的食物中咀嚼纤维时，会产生神经递质和短链脂肪酸，它们都可以激活迷走神经，向大脑发送信号。事实上，当小鼠的迷走神经被切断时，肠道微生物的有益作用就会消失。

短链脂肪酸还具有抗炎作用，也能以其他方式影响免疫系统。鉴于许多精神疾病都受到炎症的影响（详见第二十六章），肠道微生物组的抗炎能力尤其令人感兴趣。

心理益生菌的革命

粪便移植目前仍然是一种极端的选择，2020 年，美国食品和药物管理局（FDA）对与这种做法相关的严重感染风险发出了警告。[6]一个替代的方案是：我们可以给人们提供益生菌（经证实对肠道健康有益的细菌）作为治疗心理健康问题的一种方式。爱尔兰科克大学的前沿研究人约翰·克赖恩（John Cryan）、特德·迪南（Ted Dinan）及他们的研究人员首先提出了这种想法，并将其命名为"心理益生菌"（psychobiotic）。

但是，如何确定我们在动物身上看到的微生物组的影响适用于人类呢？一个证据来自 2000 年加拿大安大略省沃克顿镇的一场悲剧。当时，大雨导致水源被牛排泄物中的大肠杆菌和弯曲杆菌感染。这导致了细菌性痢疾的流行，感染了一半的人口，并不幸造成 7 人死亡。许多幸存者后来都患上了感染后的肠易激综合征。但是，迪南说，相当一部分患者在事发后的一年内患上了重度抑郁症，这表明病原体以某种方式影响了他们的大脑。[7]研究还表明，患有抑郁症、创伤后应激障碍和精神分裂症的人的微生物组具有惊人的相似性，而这些相似性是相匹配的对照组中所没有的。

对于肠道微生物影响我们的情绪这一观点，还有进一步的补充。在健康女性人群中进行的脑部扫描研究显示，这些女性肠道中某些细菌的水平会影响她们对情感图片的反应方式。这样的影响显著到研究人员可以使用大脑扫描来预测这些女性拥有哪种肠道细菌。这是相当有说服力的证据，表明这些肠道居民可以影响我们的情绪反应。[⑧]

这些研究成果来自加利福尼亚大学洛杉矶分校的团队，他们继而又发现，连续四周每天两次给女性提供含有细菌的益生菌酸奶可以改善她们大脑处理情绪的方式。在临床人群中（那些已经有心理健康状况的人群），益生菌可能也有帮助。在一些研究中，这种方法已被发现可以减轻抑郁和焦虑的症状。[⑨]

在你去购买益生菌酸奶之前，请先别着急。市面上有很多产品声称对健康有各种好处，但即使是迪南也说，他的团队在实验室测试的大多数益生菌对大脑没有产生任何影响，并且不能保证摄入的细菌会在通过胃酸到达大肠的过程中存活下来。更糟糕的是，我们不仅不知道哪种细菌能真正有效地改善情绪，而且每个人的肠道微生物群也不同，因此可能对一个人有效的方法不一定对所有人都有效。在我们弄清楚这一切之前，心理益生菌的应用仍然只是一个前景。

照顾好你的微生物们

显而易见，保护生活在我们肠道内的数万亿有益微生物并保持它们的健康，也有助于保护我们的心理健康。

但是我们如何把这一点做到最好呢？伦敦国王学院的肠道

健康医生梅甘·罗西（Megan Rossi）表示，最重要的是吃多样化的植物性食物，以培育多样化的微生物群。她说，由于现代农业技术的发展，我们植物性食物来源的多样性急剧下降，世界上 75% 的食物仅来自 12 种植物物种。[10]因此，我们面临的挑战是尽可能多地食用各种植物。她建议每周至少吃 30 种不同的植物性食物。这听起来可能令人望而生畏，但只要掌握一些技巧（见下文），就能很快达成。当你这样做的时候，确保你的饮食包含大量的纤维，这些纤维不能被我们的消化系统分解，但可以滋养我们的微生物群，然后分解成那些非常有利的、重要的短链脂肪酸。它们似乎还有助于调节压力和焦虑。[11]

有益于微生物群的饮食法

以食用植物为主，并尝试每周摄入至少 30 种不同种类的植物性食物。这包括水果、蔬菜、豆类、坚果和种子。富含纤维的食物，尤其是全谷物食品，十分有益。

避免吃过多精制食品和加工食品，避免糖分高的食物和饮料。

香草和香料能方便地为你的饮食增添多样性，而且还能让你的饮食充满风味。

如果你能订阅一个每周配送的果蔬盒，这会是一个增加你的食物多样性的有趣的方法。

在麦片、酸奶或者汤里撒上混合坚果和种子。每种食物都可以计入你每周的 30 种里食物。

在沙拉里混合不同的叶菜也是一样。不需要花太多功夫，就可以实现饮食多样化。

把剩余的水果和蔬菜冷冻起来可以保留大部分营养，之后可以用它们做果昔或者加入其他菜肴中。

除了饮食之外，我们还可以做其他几件事来照顾我们的微生物群。其中之一是获得足够的睡眠。你的肠道微生物群有自己的昼夜规律，其活动遵循 24 小时的周期，因此睡眠中断也会扰乱它们。获得更多睡眠还有助于我们做出更健康的饮食决策——这对微生物组来说是双赢的。（有关改善睡眠的技巧，请参阅本书第二部分。）

　　压力会使肠道更容易渗漏，从而使细菌进入血液，这可能引发炎症。过多的炎症对身体健康和心理健康都不利。克赖恩和他的同事在小鼠身上进行的研究表明，在我们摄入纤维后，肠道微生物释放的短链脂肪酸有助于修复部分肠道损伤——这是在饮食中加入水果和蔬菜的另一个原因。

　　总而言之，越来越多的证据表明，肠道健康会影响我们的情绪，反之亦然。当我们为了感觉良好而进食时，我们也应该考虑我们的肠道微生物喜欢吃什么，保持它们的良好状态可能会成为增强我们身心健康的一个越来越重要的方式。

第二章

饥饿让你的大脑保持青春

如果你是一个铁杆早餐迷，这一章可能会使你难以接受。我坚信，早餐之所以如此美味，是因为我们通常在早餐前已经有十个小时或更长时间没吃东西了。但是，如果你能再忍耐一下呢？这给你的大脑带来的影响可能是值得这份辛苦的。

神经发生（新脑细胞的生长）与认知能力的提高和情绪的改善有关。但不幸的是，它会随着年龄的增长而自然减少。事实上，直到最近，生长新脑细胞的能力还被认为是年轻人的专利，而成年人则只有他们在童年和青少年时期获得的脑细胞。可喜的是，现在有越来越多的证据表明，成年人也可以在某些脑区长出脑细胞，包括在老年人的海马体内。因此，任何能产生这些新细胞的策略都是好消息（关于神经再生的更多信息，请参见第十六章）。其中，有一种方法获得了大量的关注，那就是限制卡路里，也就是所谓的禁食。

饥饿的虫子们

长期以来，禁食一直是宗教和文化传统的一部分，而科学界正在迎头赶上。所有种类的生物，从酵母到蠕虫和老鼠，当被置于高度限制卡路里的饮食中时，都活得更长（就老鼠而言，寿命延长了80%）。一般来说，它们会削减其每日卡路里摄入的40%左右。

以这种方式节食似乎对大脑特别有益，至少在其他动物中是这样。例如，当患有啮齿类动物版本的阿尔兹海默症的小鼠，在四个月间少摄入 30% 的卡路里后，它们大脑中的疾病标志物发生了改善。在摄入维生素、矿物质和其他必需营养素的前提下，被限制热量饮食的小鼠的大脑可塑性增强、突触功能更好。突触是脑细胞之间的链接，在学习和记忆中起着至关重要的作用。[①]长期限制卡路里饮食的小鼠的工作记忆也有所提升，你可以把它看作你在做其他事情的同时在脑海中保留大量信息的能力。随着大脑的老化，这种技能会显著下降。

为什么少吃对我们有好处？当我们的细胞分解我们吃的食物时，它们会释放被称为自由基的有危害性的化合物，这些化合物会损害其他细胞和组织并促进衰老过程。因此，关于禁食好处的一个理论是，少吃可以让我们的新陈代谢得到休息，让我们的身体从这个过程中得到喘息。

痛苦的生活方式

由于限制卡路里饮食似乎是一种通向更长寿、更健康生活的途径，一部分有决心的人已经开始了尝试，严格限制他们每天的进食量。然而，对于我们大多数人来说，持续摄入如果少的卡路里会让我们感到痛苦和饥饿，并且在这种心态下，可能我们也会怀疑长寿的吸引力。

然而，最近科学家们意识到可能有一种更简单的方法来达到禁食的效果，而不需要让人长期处于饥饿状态。他们注意到，在实验中，当动物被置于限制热量饮食中时，它们往往只是在较短的时间窗口内进食，在其余时间什么都不吃，而不是在一天中持续吃少量的食物。一个逐渐形成的共识是，正是这种在禁食和正常饮食之间的切换，使得限制卡路里饮食对身体和大脑如此有益。事实上，专门针对间歇性禁食方案的研究，即仅允许动物在限制的短时间内进食，已经在一些方面显示出令人期待的结果，这包括肥胖症、糖尿病、心血管疾病、癌症和神经退行性疾病的改善。

禁食与脑部疾病

在未来几年，我们期待看到禁食是否有助于治疗阿尔兹海默症、帕金森病和中风等脑部疾病。动物研究看起来很有希望，尤其是因为我们禁食时产生的、被身体用作燃料的酮体，已被证明能刺激一种叫作 BDNF（脑源性神经营养因子，一个对学习能力和记忆力很重要的分子）的分子的产生，这种分子对学习能力和记忆力、大脑适应压力的能力及帮助大脑保护自己免受疾病侵害都非常重要。此外，当患有类似阿尔兹海默症的啮齿动物禁食后，在学习和记忆力任务方面表现更好。禁食甚至已被证明可以减少类似于中风给动物带来的大脑损伤。酮体可能是阿尔兹海默症的一个值得期待的研究领域，其中一个原因是，患有这种疾病的人的大脑使用葡萄糖的能力下降，这可能由于葡萄糖的运输被阿尔兹海默症患者大脑中堆积的淀粉样斑块阻断了。因此，改用不同的能量来源可能有利于维持大脑功能。

现在的理解是，间歇性禁食不是被动地减少消化中产生的自由基，而是让身体进入一种修复模式，在这种模式下，身体会变得更擅于清除废料，并能触发活跃地保护身体免受自由基侵害的道路。禁食让身体和大脑里的细胞更好地应对压力，还能改善免疫功能、记忆力、学习能力、认知能力，并提升警觉性。[②]对于老鼠来说，间歇性禁食还能修复肥胖和糖尿病所带来的认知损伤。换句话说，相对较短时间的禁食所带来的轻微的身体上的压力，似乎能够将身体和大脑变成更有效率的机器。而在进食恢复时，它能激发大脑中大量的细胞生长并产生新的连接。这有点像在花园里除草和修剪枝叶，以使新芽和更强壮的枝条生长。

促进酮症的发生

这还不是全部。在一段时间没有进食之后，身体已经把血液中的葡萄糖和肝脏中储存的糖原燃烧殆尽，需要找到一个新的能量来源。因此，它开始把储存在身体内的脂肪转化成酮体，也就是另一种身体和大脑可以替代糖分使用的能量。这一过程被称为酮症，它被认为是禁食所带来的种种益处背后的原因。这也是现在很流行的生酮饮食所基于的理念，人们通过近乎不吃任何糖和碳水化合物来让身体燃烧体内储存的脂肪。动物实验表明，酮类物质可以触发很多促进健康的机制，包括产生 BDNF 分子——这可能解释了人们在禁食时会感觉头脑更清醒的传闻，研究也在探究在人类身上是否也有同样的现象发生。

有益的饥饿感

通过饿肚子来让大脑更好地运转的想法似乎有些反直觉。毕竟食物是燃料，饿着肚子很难完成什么事情。但如果我们想想野外的动物，它们无法保证有持续的食物来源，相反很可能会经历一段时间的禁食和饥荒，那么这些禁食的好处就是说得通的了。如果饥饿让这些动物闷闷不乐地自怨自艾，那对它们没有任何好处。相反，当食物变得稀缺时，它们尤其需要保持敏锐，以猎取下一餐，或记住之前的食物来源。

一个重要却很难回答的问题是，同样的道理是否也适用于人类。从进化的角度来看，没有理由不是这样。尽管我们中的很多人拥有 24 小时开门的便利店、在线购物和快餐配送的便利，但对于我们的祖先来说，长期的食物稀缺是更常见的。约翰霍普金斯大学研究禁食的马克·马特森（Mark Mattson）说，这种禁食和饥荒的循环甚至可能促成了人类大脑的复杂性，食物稀缺的压力迫使大脑进化。他指出，令人震惊的是，那些家养的驯化狗的大脑比野狗小——这表明充足的食物供给可能正在令它们的大脑萎缩。③

以上这些也让大量的禁食饮食法开始流行，这些饮食法都包括一段时间不吃或吃非常少的食物，然后再正常进食。你可能已经听说过其中的很多种了。例如，5:2 饮食法包括每周正常吃 5 天，在另外两天严格控制卡路里摄入；8:16 饮食法让你在 8 小时内进食；OMAD 饮食（one meal a day，一天一餐）将饮食限制在 1 小时内；隔天禁食法则不言而喻了。

尝试禁食的小贴士

1. 禁食会让很多人感到烦躁、饥饿并且无法集中记忆力，但是这些影响通常会在你开始尝试后的一个月左右减退，所以不要过早地放弃。

2. 用锻炼来加快禁食的效果。很多禁食的益处来自让身体从消耗碳水化合物转换到消耗脂肪。要消耗掉肝脏和血液内存储的碳水化合物需要至少 10 个小时，但是你可以通过锻炼来加速这个过程。例如，在早餐前跑步 1 小时，可以让你的身体转换到燃烧脂肪的模式。

3. 慢慢来。试着晚一个小时吃一天的第一顿饭，早一个小时吃最后一顿饭，在你适应了之后再慢慢缩短进食的时间窗口。

4. 别太极端。禁食饮食法之所以对身体和大脑有好处，是因为它们在一段时间的限制饮食之后紧接着有正常饮食，让身体能够有一个生长的阶段，所以不要过长时间地禁食而忽略了正常的饮食阶段。

　　然而，关于禁食对人类大脑影响的研究就比较少见了。此外，人们以这种方式饮食的时长还不足以让我们看到长期的影响。尽管如此，现在已经有了一些令人鼓舞的迹象。一项对 70 岁以上人群的研究发现，当参与者进行了 3 个月的间歇性禁食后，他们的语言记忆（记住你所阅读或听到的内容的能力）有了显著改善。[④]另一项对有肥胖和轻度认知障碍（阿尔兹海默症的一个危险因素）的人群的研究发现，在限制他们的卡路里摄入 12 个月后，他们的记忆力、认知和执行功能都有所改善。2020 年，伦敦国王学院的桑德琳·施瑞特（Sandrine Thuret）

博士和她的团队发现，限制卡路里饮食改善了一种记忆力，这种记忆力和海马体中新脑细胞的生长有关。⑤

禁食的科学家们

尽管这个问题还没有定论，据说，研究禁食的科学家们已经身体力行，所以他们显然相信这里面有些道理。施瑞特曾经告诉我，她采用了隔天进食的禁食法（在禁食日她也吃东西，她会选择一杯拿铁咖啡，一些水果和一个麦片能量棒）。马特森是6:18饮食法的拥护者，他会在6小时内进食，并且在禁食时段的最后做很多运动来双倍加速酮症的发生。⑥

不过，值得注意的是，大部分研究，不管是在动物身上还是在人类身上，都是在超重的或者有其他健康问题的个体身上进行的。如果你年轻又健康，禁食可能给你带来的效果会小一些。尽管这些证据很诱人，我们并不十分清楚这些在动物身上看到的益处是否真的能延伸到人类身上。如果你真的对禁食跃跃欲试，请记住禁食对一些人是不合适的，包括孕妇，或者和食物的关系有问题的人群，所以你应该在开始一种新的饮食法之前咨询你的医生。你将会在这本书关于锻炼的章节了解到，对于身体会如何响应改善脑健康的生活方式，基因也会产生影响：也许对于有着某些基因组合的人来说，禁食对他们的大脑有益；但对有另一些基因组合的人来说没有任何效果，甚至可能会有害。

尽管如此，禁食所带来的一些习惯——例如，让我们对自己吃了什么更有觉察，以及晚上不要吃零食——通常都对我们有好处，这主要是因为我们的消化系统有它自己的生物钟，并且在每天的早些时候运转得更好。除此之外，稍等几个小时吃饭还会让你的早餐变得更加美味。

第三章

增强大脑活力的食物

吃蓝莓可以增强记忆力,吃鸡蛋可以防止大脑萎缩,吃鼠尾草可以帮助你集中注意力。网络上(暂且不提那些装满了"健康食品"的货架)充斥着所谓的增强大脑活力的食物的信息。但是这些信息是真的吗?

我首先要说这个问题非常难以回答。就饮食对我们健康的影响进行真正高质量的研究是很难做到的。一部分的原因是我们不只吃一种营养素,我们同时吃不同的食物,用不同的方法来储存、烹饪和食用这些食物。把吃蓝莓所产生的影响和其他我们吃的东西所产生的影响区别开来几乎是不可能的。此外,我们还需要了解人们是喝了含有蓝莓的果昔,还是吃了搭配冰激凌的蓝莓派;是新鲜的蓝莓还是冷冻的蓝莓;又或者他们只吃当季的蓝莓。食物还会通过不同的方式相互作用。一个很好的例子是维生素 C 能够促进铁的吸收。所以假设吃蓝莓能让人们感到不那么疲惫,那这些好处可能不仅仅来源于蓝莓本身,而可能是因为吃蓝莓促进了铁的吸收。也许换一种富含维生素 C 的水果也能达到同样的效果。

饮食日记的骗局

另外,我们不能简单地把饮食和其他生活方式因素拆开来看。蓝莓的价值是很昂贵的。也许可以吃更多蓝莓的人也更有钱,有更多的休闲时间去弹钢琴、练普拉提,这些也对他们的大脑有益。最后,如果我们想要了解饮食对健康的长期影响,我们也无法让一大群人从 6 个月龄开始每周吃一次蓝莓，然后到他们 60 岁再去比较他们的大脑，这并不现实。取而代之的是，很多研究会问人们他们过去吃了什么，但遗憾的是，我们很难准确地回答这个问题——不管是我们有意扭曲了真相还是无意地忽略了一些细节。这些都是在说，当我们去读相关的文献的时候，要持保留态度，不要全盘接受。

说完了警告，我们来说一说什么是我们知道的。如果想要直奔主题，找出长寿健康生活的秘诀，那么世界上有五个百岁老人最集中的地方——洛马林达（美国）、撒丁岛（意大利）、冲绳（日本）、尼科亚半岛（哥斯达黎加）和伊卡利亚岛（希腊）。这些健康生活的最佳地点被称为蓝色地区（这些地方之所以叫蓝色地区，只是因为最初的研究者们用蓝色笔画出了这片区域），横跨全球，从哥斯达黎加的尼科亚半岛到日本的冲绳和意大利的撒丁岛。这些地区有很多共同点可以解释为什么那里的人如此长寿，包括对体育运动的热爱，对人际联结及目标感的强烈关注。

至于饮食，这些人群的饮食因地而异，但有一个共同点是他们的饮食都是以植物性食物为主的。有些人也吃肉，但是只吃少量的。鸡蛋和奶制品也基本上只是适量食用。他们通常吃纯天然食品而不是高度加工的垃圾食品，并且很少喝酒。如果喝的话，主要喝红酒。五个蓝色区域中的两个区域遵循地中海饮食法，因为地中海饮食对健康有好处。

这种吃大量植物的饮食可以促进健康的观点和我们所了

解到的微生物组的信息是相吻合的。事实上，有一些最新的研究提出，地中海饮食之所以对我们有益，正是因为它对我们肠道微生物的影响。[①]冲绳人还倾向于摄入非常少的卡路里，即使按照日本标准也是如此，这说明保持低卡路里饮食可能是保持健康的一个好策略，就像我们在前一章所了解到的那样。蓝色地区居民的饮食也符合最近的一项发现，即在大多数国家，不良饮食是导致死亡的主要原因。罪魁祸首是谁呢？盐太多，全谷物太少，蔬菜不够。与蓝色地区饮食完全相反。

神奇的地中海饮食

活得更久是一回事，但大脑怎么样呢？

这正是地中海饮食的强项。研究一致发现，遵循地中海饮食可以降低多种大脑问题的风险，包括中风、抑郁症和阿尔兹海默症。[②]相反，不健康的、含有大量加工食品的饮食习惯与更高的抑郁和焦虑风险有关。[③]因此，饮食和心理健康显然是有关联的，但是由于绝大多数的研究都是观察性研究（科学家观察和测量人们的习惯，但不试着去改变结果），我们也无法确定饮食就是背后的主要因素。

这已经开始发生变化。随着我们对饮食对心理健康的影响的了解日益增长，一个新的被称为营养精神病学的领域出现了，这个领域致力于测试一个令人兴奋的可能性，即饮食是否可以作为一个预防，以及至关重要的、治疗心理疾病的方式。

SMILES 实验：他们吃了什么

实验主要聚焦于通过促进人们食用以下关键食物种类来提升饮食的质量（括号里有推荐的份数）：

- 全谷物（每天 5 ~ 8 份）
- 蔬菜（每天 6 份）
- 水果（每天 3 份）
- 豆类（每周 3 ~ 4 份）
- 低脂无糖奶制品（每天 2 ~ 3 份）
- 生的不加盐的坚果（每天 1 份）
- 鱼类（至少每周 2 份）
- 瘦的红肉（每周 3 ~ 4 份）
- 鸡肉（每周 2 ~ 3 份）
- 鸡蛋（每周最多 6 份）
- 橄榄油（每天 3 汤匙）

同时，参与者们也被建议减少摄入"额外的"食物，如甜食、经过精细加工的麦片、油炸食品、快餐食品、加工的肉食及含糖饮料（每周不超过 3 份）。两杯标准分量以上的红葡萄酒或白葡萄酒及其他任何酒精饮料也都包含在"额外的"份数内，并且建议他们在喝酒时尽量选择红酒且只在进餐的时候饮用。

最早的这类干预实验之一是阴差阳错发生的。研究者们想知道某种心理疗法是否能帮助有早期抑郁症状的患者，这些人可能会后续发展成抑郁症。由于研究者们没有意识到饮食对于心理健康的作用，并且这确实是一个很新的研究领域，他们决定用营养建议而不是某种形式的心理疗法作为控制组，前提是他们认为这不会对抑郁症状有任何影响。他们惊讶地发现，接受心理治疗的人和接受饮食建议的人后续患抑郁症的概率相当，都在 8% 左右，而没有接受任何一种干预的人则有

20%～25% 的概率患上抑郁症。④

这项研究是饮食可以缓解抑郁症状的第一个迹象。紧接着，在 2017 年，开始了由澳大利亚迪肯大学的营养精神病学家费利丝·杰卡（Felice Jacka）主导的 SMILES 实验⑤（全称是 Supporting the Modification of lifestyle In Lowered Emotional States，协助低落情绪状态下的生活方式改变）。这是第一个研究饮食结构的改变是否能缓解抑郁症状的随机对照实验。该实验的 67 名参与者既有抑郁症状又有不健康的饮食习惯，在他们的饮食中甜食、咸味零食和加工肉类的含量很高，水果、蔬菜、纤维和瘦肉的含量低。在 12 周里，参与者被分为两组。一组人被分配到营养干预组，他们需要遵循类似地中海饮食法的饮食方案，并且和一位营养师进行共 7 个小时的咨询。另一组人被分配到接受社会支持的控制组。到研究结束时，营养组的人的抑郁症状得到缓解的可能性是对照组的 4 倍，焦虑症状明显减少。令人兴奋的是，饮食干预比抑郁的标准疗法更有效。⑥

这些研究发现已经得到了更多的证实。在 2019 年，澳大利亚的另一个针对患有抑郁症和不良饮食习惯的年轻人所做的类似的研究发现了相同的结果。⑦并且在 2020 年，一篇综述文章分析了 16 项研究抑郁症和焦虑症饮食干预的随机对照实验，共涉及 45 000 名参与者，研究发现，参与者的抑郁症状显著减轻，其中女性的变化更大。因此，越来越多的证据表明，饮食干预对于部分抑郁症患者来说可能是一种非常有效的治疗方法。

全身心的方法

这些研究并没有告诉我们究竟我们体内发生了哪些变化会有助于缓解症状，但研究人员认为这可能与肠道微生物组及炎症的减少有关，炎症与许多心理健康问题相关联。

那么我们这些没有抑郁症，但又想吃得好以促进大脑健康的人呢？蓝莓、鼠尾草和它们的同类产品真的能解决问题吗？我们确实知道，特定的营养物质能对优化大脑功能起到一定的作用。例如，地中海饮食富含人体不能自行制造而必须从食物中获取的必需氨基酸——色氨酸的食物，这种食物对于产生让我们感觉良好的大脑化学物质血清素十分重要。包含大量水果和蔬菜的多样化的饮食会包含维生素和矿物质，尤其是对大脑健康很重要的维生素 B 族和维生素 E。

话又说回来，我们吃的不是营养素，我们吃的是食物，所以没必要脱离实际情况而过于专注特定的营养素。不过，留意一下那些对大脑功能最有影响力的和最重要的营养素还是有帮助的，以确保我们获得足够的营养。我还想指出，关于饮食和大脑的话题可以写出很多本书，而且已经有了很多本书，所以在这一章中，我们将只讨论一些最常见的、你可能已经听说过的并且可能很好奇的东西：必需脂肪和多酚。

最佳的大脑饮食

如果你追求大脑饮食的黄金标准，你可能想了解 MIND 饮食法。这是地中海饮食的一个调整版本，由芝加哥拉什大学医学中心已故的玛莎·莫里斯设计，是专门为有利于大脑而定制的。莫里斯对居住在养老院的 900 多人进行了一项试验，并将他们分配到 MIND 饮食、地中海饮食或 DASH 饮食中（后者是为心脏健康设计的）。那些最严格地坚持莫里斯的饮食法的人在预防阿尔兹海默症上获得了最佳的结果，将他们的疾病风险减少了一半以上。MIND 饮食法倡导大量吃蓝莓和草莓，喝少量红酒，但所有这三种饮食都很相似，都有相同的建议：多吃植物、好的脂肪和油，不要吃太多动物脂肪和加工食品。

必需脂肪

大脑里含有约 11% 的脂肪，但是它和我们身体其他部位储存脂肪的方式不同。如果一样的话，当食物匮乏的时候，大脑可能会开始吞食自己，这可不能帮助我们的祖先提高找到下一顿饭的概率。相反，大脑中的脂肪是结构性脂肪，这意味着它在那里不是作为储存，而是因为它在大脑的运作中发挥着作用。大脑中的脂肪在被称为髓鞘的脂肪鞘中最多，髓鞘隔离了许多神经元，帮助信号沿着神经元更快地传递，它还构成了大脑的白质。

虽然脂肪在大脑中起着如此重要的作用，但也不需要买汉堡和薯片来喂胖它：大脑可以自己生产它所需要的脂肪。最大的例外是一种叫作多不饱和脂肪酸的脂肪，或称 PUFAs。我们需要从饮食中获取这些物质，其中有两种对我们大脑细胞通信及免疫系统的工作是必需的，因为这两种物质都（尽管以不同的方式）对我们的炎症反应有影响。这两种物质就是欧米伽–3（Omega–3）和欧米伽–6（Omega–6）。

欧米伽–3可以减少炎症，而欧米伽–6可以促进炎症，研究表明，我们需要以1∶2的比例（一个欧米伽–3对应两个欧米伽–6）来食用它们，以获得最佳的大脑健康。虽然我们需要吃欧米伽–6，但在西方饮食中，与欧米伽–3相比，我们很可能会大量过度食用它们。当你知道它们来自哪些食物时，你大概就会明白为什么了。

富含欧米伽–6的食物包括了肉里面的脂肪（如五花肉、鸡肉脂肪和培根）。欧米伽–3可以被分成三种，每一种都有不同的来源。α–亚油酸（ALA）来自植物，包括亚麻、大麻、奇亚籽和核桃。二十二碳六烯酸（DHA）和二十碳五烯酸（EPA）来自油性鱼类、鲑鱼籽和鱼子酱。

如果你想吃一样东西来降低患阿尔兹海默症的风险，随着年龄的增长也能保持大脑的敏锐，那就要选欧米伽–3了。研究表明，欧米伽–3摄入量低的老年人不仅患阿尔兹海默症的可能性比摄入量高的人高70%，而且少吃这些脂肪可能会让你的大脑加速老化，造成海马体内有更多随着老化所出现的萎缩。吃欧米伽–3还可以让你的心情变好。总的来说，研究发现每天至少吃4克欧米伽–3就可以达到效果。[8]在神经科学家莉萨莫斯科尼（Lisa Mosconi）的书《大脑食物》中，她指出，把欧米伽–6换成有益的欧米伽–3并不难（事实上，如果你想进一步了解什么样的饮食对大脑更有益，我推荐你读她的书）。我最喜欢的建议是把富含欧米伽-6的花生酱换成其他坚果酱，如杏仁酱。

脑健康饮食小贴士

1. 多喝水。大脑做任何事都需要水，但是我们大多数人都喝水太少了，缺水会让大脑萎缩。把每天喝 8 杯水作为你的目标，保持大脑水分充足。

2. 把运动和饮食相结合。一项对 DASH 饮食（和地中海饮食类似，富含水果、蔬菜和全谷物，低糖低脂）的研究发现，遵循这种饮食方法并且每周锻炼 3 天，每次 30 分钟以上的人，12 周后在认知水平测试上有了 30% 的提高。另一项对有认知障碍的老年人的饮食研究发现，那些同时进行锻炼的老年人在大脑执行功能方面的改善相当于一个年轻 8 岁的大脑。

3. 谨慎使用补剂，尤其是那些号称有抗氧化功能的。这些有时候甚至会让我们的健康恶化，可能是因为它们会示意你的身体停止自己的抗氧化活动。如果你有疑问，就去咨询医生。

4. 选择加碘盐。根据世界卫生组织的数据，碘缺乏是可预防的脑损伤出现的主要原因之一，缺乏这种矿物质的人可能会丧失 15 分的智商。

多酚

关于巧克力和红酒有提高情绪的好处的新闻比比皆是，但这些东西除了能让我们的味蕾享受之外，真的有更多作用吗？这两种东西的共同点（当然还有都很美味），以及水果、蔬菜、香料、茶和咖啡也一样，是他们都含有一种营养素叫作多酚。

多酚有很强大的抗氧化功能，这意味着它们可以消灭危险的自由基，并且看起来它们还能改善我们的情绪。总的来说，我们无法消化多酚，因此它们最终会成为我们肠道微生物群的食物，从而将它们转化为可能有其他作用的化合物。

一种在莓果、可可和香料中可以找到的多酚叫作类黄酮。研究发现，饮食中有很多这种物质的女性患抑郁症的风险更低。[9]另一项跨越10年的研究发现，一种富含类黄酮的饮食似乎能减缓一组法国老年人的认知衰退。[10]类黄酮的最佳来源是什么呢？一项对于富含多酚的食物的研究发现，在每份饮食中，莓果、黑巧克力和咖啡中的含量高居榜首。香料也不错，尤其是丁香和八角。

在你的食谱里添加一些以上的成分是一个好主意，并且这些研究发现也为吃一块黑巧克力或喝一杯红酒提供了一个好理由。

不过，总体来说，根据以上所有的证据，来自迪肯大学食品与情绪中心的营养精神病学家（杰卡教授是该中心的主任）建议，我们饮食的主要成分应该是植物性食物，包括大量的水果和蔬菜，以及沙拉、豆类（如鹰嘴豆、扁豆和豆腐）、全谷物和生坚果。纤维对肠道微生物组尤为重要，你应该以每天摄入50克的纤维为目标。你还应该吃些鱼肉和瘦红肉（除非你是素食主义者），以及健康的脂肪，如橄榄油。应避免过度加工的食品（包括含有大量脂肪、盐分、糖和精制碳水化合物的食品），以及含有甜味剂和乳化剂的食品。[11]

你可能会发现，这样的饮食也是对心脏健康有益的标准的建议，确实如此。尽管这样说好像也没有很令人兴奋，可它还是一个好消息——对你的大脑有益的东西对你身体的其他部分也有益。

第四章

阿尔兹海默症可能是
大脑的糖尿病

你可能听说过 I 型糖尿病，并且基本可以肯定你也听说过 II 型糖尿病。不过你听过 III 型糖尿病吗？如果你没有，你可能会感到惊讶，因为这其实是在说阿尔兹海默症。

II 型糖尿病是一种常见的疾病，患病后，身体将葡萄糖（或糖）作为燃料来使用和储存的能力被破坏了。当我们吃糖时，胰腺会分泌一种叫作胰岛素的激素，告诉肝脏、肌肉和脂肪细胞将其转化成能量。在患有 II 型糖尿病的情况下，这个系统的敏感性会降低并停止正常工作，导致血糖水平飙升。通常 II 型糖尿病是由大量摄入含有脂肪和糖分的食物引起的（但不总是这样），而且是最常见的糖尿病类型。这种类型的糖尿病和肥胖密切相关，还可能导致记忆力和认知方面的问题。不仅如此，II 型糖尿病还是阿尔兹海默症的一个主要风险因素。

不过，科学家最近发现胰岛素对于大脑的重要作用。我们现在知道它有两个关键的角色：影响我们吃多少食物，以及调控大脑传送信号和认知方面的功能。举例来说，如果胰岛素不能到达海马体内，那么就会阻碍这部分大脑形成新的记忆的能力。

卡路里及随后的胰岛素的涌入应该触发学习和记忆，这是有道理的，因为它可以帮助我们的祖先记住最好的食物来源在哪里。但是如果饮食里的卡路里太高，这个过程就会出现问题。大脑不可能一直被甜食刺激着保持高涨的状态，而最终会对这些不间断的胰岛素信号产生免疫。

大脑的糖尿病

患糖尿病时，大脑对胰岛素的敏感性降低，造成相关的记忆力问题。这一发现让一些科学家提出，阿尔兹海默症也许是一种代谢紊乱。这方面最令人信服的一些证据来自罗得岛州普罗维登斯市布朗大学的苏珊娜·德拉蒙特（Suzanne de la Monte）实验室。

首先，她发现当患有阿尔兹海默症时，海马体对胰岛素的敏感性会降低。而当她给啮齿动物喂食旨在让它们患上Ⅱ型糖尿病的饮食时，它们在大脑中出现了淀粉样斑块，这是阿尔兹海默症的一个明显标志。这些发现共同表明，阿尔兹海默症可能是一种大脑的糖尿病，这导致一些研究人员将其称为Ⅲ型糖尿病，尽管这一名称仍有争议。

如果这个观点是正确的，那说明我们对垃圾食品的痴迷不仅在损害我们的身体，也在毒害我们的大脑。但这还仅仅是问题的一半。人们最初认为，糖尿病引起的认知能力下降是因为胰岛素信号对大脑功能很重要，所以当大脑区域对胰岛素产生抵抗时，它们就不再正常工作。淀粉样蛋白的堆积被认为是这种情况下的一个不幸的副产品。

然而，现在有迹象表明，淀粉样斑块本身可能就是Ⅱ型糖尿病患者会患上的阿尔兹海默症的根本原因。淀粉样斑块的前兆是一种被称为低聚物的淀粉样小块，已被发现它会阻止胰岛素对海马体的信号传导。大脑确实制造了可以摆脱这些讨厌的块状物的酶，但不幸的是，这些酶也是负责调节胰岛素水平的酶。[①]当糖尿病导致胰岛素水平飙升时，这些酶就会全力以赴地试图除去胰岛素，给了低聚物凝结成真正的淀粉样斑块的机会，从而进一步阻断胰岛素受体，造成恶性循环。

综上所述，这些发现导致的一种说法是，糖尿病患者的认知能力下降实际上可能是阿尔兹海默症的一种早期形式。Ⅱ型糖尿病的发病率正在上升，预计到 2025 年将有超过 5.7 亿人患有Ⅱ型糖尿病。[②]令人担忧的是，关于Ⅱ型糖尿病可能是阿尔兹海默症的早期形式的说法，使许多研究人员怀疑在Ⅱ型糖尿病的爆炸性增长之后，阿尔兹海默症也会出现类似的趋势。

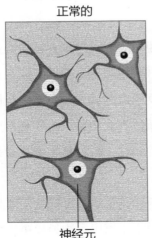

正常的　　　　阿尔兹海默症患者的

神经元　　　　蛋白缠结　　淀粉样斑块

好消息

　　这听起来可能是一个可怕的前景，尤其是对已经患有这种糖尿病的人来说。但如果阿尔兹海默症真的是一种大脑糖尿病，它可能有助于我们找到治疗它的新方法。举例来说，有一些早期的研究发现向鼻子输送胰岛素有望缓解一些记忆问题。[③]另一些对有糖尿病的小鼠的实验用特别的抗体阻断了低聚物的活动，发现与糖尿病相关的记忆力问题被解决了。现在的关注点是找到能做同样的事情，并且在人类身上可以安全使用的药物。已经用于针对胰岛素失衡的糖尿病药物可能也有帮助，最近刚发现一种这样的药物可以减少帕金森病的症状，[④]越来越多的证据显示帕金森病是另一种和胰岛素抵抗相关的疾病。2021年，一项研究回顾发现，Ⅱ型糖尿病患者患帕金森病的概率要高出21%，而且症状发展得更快。[⑤]

　　科学界目前在这个议题上仍然存在分歧，很多人认为根本没有足够的证据来把阿尔兹海默症称为Ⅲ型糖尿病。即使支持这一观点的人也承认，大脑中的胰岛素紊乱可能只是常见的斑块堆积的众多原因之一，特别是并非每个阿尔兹海默症患者都有糖尿病。不仅如此，这些斑块在疾病症状的发展中所发挥的作用仍存在很多疑问，因为针对这些斑块的药物在治疗认知症状方面效果很差。

　　尽管如此，糖尿病和阿尔兹海默症之间的联系依旧可能是饮食和脑健康之间不可否认的联系的最佳案例。当我们被快餐诱惑的时候，我们不仅应该考虑我们的身体，还应该考虑我们的大脑。如果说有什么激励措施可以让我们试着放弃引发糖尿病的食物，那么应该就是与阿尔兹海默症的联系了。

你有患糖尿病的风险吗

我们还不能充分理解为什么有些人会得糖尿病，而且有些和基因及种族相关的风险因素并不是我们能控制的。但是，你可以做些事情来降低这些风险。这些事情包括：

- 留心体重增加——你体内的脂肪越多，你的细胞就越容易对胰岛素产生抵抗。对于糖尿病前期患者，美国糖尿病协会建议减去 7% ~ 10% 的体重，但这应该和你的医生讨论。
- 明智地选择饮品——避免喝含糖饮料，包括含糖量高的茶饮、咖啡、果汁以及冰沙，因为它们有大量的游离糖。喝太多酒也会增加风险。
- 多运动——锻炼可以帮助你控制体重，消耗糖分及增强胰岛素敏感性，这些都会降低患糖尿病的风险。
- 吃大量富含纤维的食物——这些食物饱腹感更强，还可以帮助减缓糖分的吸收。
- 少吃盐——盐会增加患高血压的风险，并因此增加患 II 型糖尿病的风险。

还有一些风险因素是我们无法改变的，但是知道它们的存在很重要：

- 糖尿病家族史
- 种族——非裔、西班牙裔、美洲原住民和亚裔的风险更大。
- 年龄——并不是只有成人才会得 II 型糖尿病，但随着年龄的增长会更加常见。
- 女性的多囊卵巢综合征——可能是因为胰岛素抵抗在引发这种综合征以及糖尿病方面所起的作用，不过我们对这种联系还知之甚少。

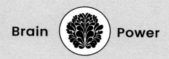

Brain Power

第二部分

睡眠

睡觉是我们做的最自相矛盾的事情之一。如果我们从进化的角度来想一想，动物们，包括人类在内，每天都要关闭我们的意识，把自己变成游荡的捕食者的活靶子，这似乎是不合理的。但是所有动物都是这么做的。我们人类生命中 1/3 的时间都用来睡觉了。所以你会期望睡觉是有明确的目的的，并且这个目的应该是绝对重要的，甚至要超越它带来的致命的风险。

但是我们还远没有完全理解睡觉的意义。幸运的是，研究已经给了我们很多关于为什么要睡觉的说法，其中有几个将在接下来的章节中讨论。睡眠中的大脑的一个明确而重要的作用是帮助我们建立新的记忆，并将它们与我们现有的记忆联系起来（见第五章）。没有记忆就没有学习，可以说学习能力是我们作为一个物种能有今天的成就的原因之一，所以也许这就是用睡眠带来的脆弱性所交换来的。

通过技术手段，我们得以研究睡眠中的大脑在那些无意识的时间里到底发生了什么，而大量的证据揭示了睡眠对于心理健康和在老化过程中保持大脑健康的重要性。例如，睡眠似乎是阿尔兹海默症难题的一个重要部分，正如我们将在第六章中发现的那样——这个令人兴奋的想法可能会带来检测、预防甚至治疗这种疾病的新方法。

睡眠中的某些部分（最引人注意的是做梦，我们沉睡状态的另一个神秘元素）似乎也在处理我们的情绪方面发挥着重要作用，如果我们没有获得足够的睡眠，就会产生严重的后果。

而不管睡眠的真正意义是什么，我们都从经验中知道，一个糟糕的夜晚会让我们感觉多么差。没有足够的睡眠时间，或者在错误的时间睡觉，会对我们的认知功能造成危险的损害（我们将在第七章中探讨），并影响我们的心理健康（正如我们在第八章中看到的那样）。

在这本书中，我们关注的是睡眠对认知和心理健康的影响，但睡眠紊乱与各种健康问题都有关，从Ⅱ型糖尿病到胃肠道疾病，甚至是癌症。因此，如果一夜好眠对精神状态的益处促使你改变你的习惯，那它也会让你身体的其他部分产生一些重要的连锁反应。

在第九章中，我们来看看你到底需要多少睡眠，很可能你需要更多。一些睡眠研究者认为，我们的睡眠时间比多年前更少了。世界各地的调查显示，我们中的绝大多数人每天都没有达到建议的睡眠量。在一个以效率为导向的社会中，睡眠已被视为妨碍我们完成目标的东西。而现实是，如果有人以为不重视我们的睡眠还能做成什么事，那真是很愚蠢的想法。

第五章

"睡一觉"能提高
学习能力和记忆力

在我的成长过程中，我母亲经常和我说，考试前一天晚上把复习笔记放在枕头底下，可以帮助我在第二天记得更多的东西。我十分乐观地想象着这些笔记上的内容会像渗透作用一样漂浮进我的脑子里，这当然只是我一厢情愿的想法。但事实证明我母亲是有些道理的——通过确保我在考试前睡个好觉，而不是通宵突击复习，我确实是在帮助这些信息在我的大脑中充分巩固，为我第二天能成功做准备。

虽然我们仍然不确定我们为什么要睡觉，但可以确定的是，睡眠中的大脑绝不是一个静止的大脑。通过一种叫作脑电图（EEG）的技术，即在头皮上放置小型传感器，我们可以监测人们睡眠时脑内发生了什么，发现大脑在夜间循环进行着不同种类的活动。一个重要的发现是，这些活动中至少有一部分是大脑在忙着整理一天内发生的事件，并把我们的一些经验转移到长期记忆中储存。

在我们讨论如何利用睡眠对记忆的促进作用之前，我们需要了解在一般的夜间睡眠中大脑都发生了什么。睡眠有两种主要类型：快速眼动（REM）睡眠和非快速眼动（NREM）睡眠。晚上睡觉后，我们每隔90分钟左右就会在这两种睡眠中循环一次。循环几次取决于你睡了多长时间，一般情况下，你会经历大约四五个这样的循环。

睡眠周期

　　快速眼动睡眠和非快速眼动睡眠在整个晚上的分布是不均匀的。在夜晚的第一部分，也就是我们刚刚入睡后，我们的大脑渴望非快速眼动睡眠，这包括深层的、恢复性的慢波睡眠。随着夜晚时间的流逝，每个睡眠周期包含的这种类型较少，而更多的是快速眼动睡眠，通常被称为"梦境睡眠"或"矛盾睡眠"——因为，如果你看一下快速眼动睡眠时的大脑，它看起来很像我们醒着的时候。

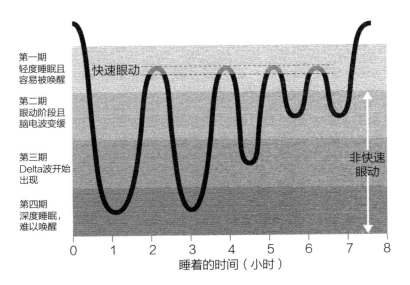

　　快速眼动睡眠之所以被称为快速眼动睡眠，是因为人们在这个睡眠阶段会做眼球运动，而且人们通常认为这一阶段是我

们做梦的时候。然而，这并不完全正确——虽然我们在快速眼动睡眠中的大部分时间确实是在做梦，而且这些梦往往是最生动和最离奇的，但我们在非快速眼动睡眠中也可以做梦，尽管这些梦更沉闷。快速眼动睡眠的另一个特点是，身体的肌肉会变得松弛，大概是为了阻止我们做着梦身体就行动了起来。

相比之下，非快速眼动睡眠要平静得多。我们的呼吸变得更慢、更有规律，我们的大脑活动也放慢了。这种睡眠被认为是特别具有恢复性的，如果人们在睡眠不足的前提下打瞌睡了，他们会有更多的非快速眼动睡眠，就像大脑首先要补上那些之前错过的睡眠。

在非快速眼动睡眠的后期，我们进入最深的睡眠，我们的脑电波进一步放缓。而正是这种恢复性的、慢波的使非快速眼动睡眠被认为对记忆储存特别重要。因此，这种睡眠是那种你在大考前夜不希望错过的。

记忆是如何产生的

当我们有新的经验或学习新的信息时，大脑会将它们编码为记忆，这一过程主要在海马体内发生。你可以把这种记忆想象成一连串的脑细胞，它们以代表着新的信息的某种特定规律一个接一个地发射。就像练习一个技能一样，每当我们触发这个序列，它就会被又一次激活（加强记忆），直到最终被转移到长期储存中。我们复习考试时就是这种情况，我们反复学习相同的材料，让关于我们所学信息的记忆又一次被激活。但是当我们打盹的时候，这一过程也会被动地发生。现在人们认为，在慢波睡眠期间，我们会又一次激活海马体中的新记忆，直到它们最终被分流到新皮质，也就是大脑中对复杂思维及记忆很重要的区域，在那里它们被归入长期存储。加州大学伯克利分校的神经科学家马修·沃克（Matthew Walker）教授说，你可以把这个记忆巩固的过程看作是像在清理 U 盘，从 U 盘中把文件移到你的电脑上来腾出更多空间。

当记忆被成功转移到新皮质，为以后的检索做好了准备，海马体中就为第二天要形成的新记忆腾出了空间。

当然，当我们缺乏这种深度的睡眠时，我们的记忆就很难持续。例如，那些受到失眠症困扰的人，通常会有更少的慢波睡眠，并且记忆的巩固也会受到影响。这也是一般性老化过程中的真实情况——30 岁以后慢波睡眠和记忆的巩固都会减少。

正如缺失睡眠会妨碍记忆表现一样，获得良好的睡眠也会有帮助。一项又一项的研究表明，如果人们在学习新事物后睡一觉，无论是睡一晚还是只是打盹一下，都会在记忆测试中表现得更好。而如果使用大脑刺激技术来增强这种慢波睡眠，会使人们在第二天记得更多。不过，并不是所有的记忆都会在慢波睡眠中被储存起来。这种现象是专门针对陈述性记忆的，也就是我们对事实和事件的记忆。

除了将我们的记忆转移到长期存储中，我们现在越来越意识到，慢波睡眠可能通过"修剪"大脑中的连接来加强某些记忆——

通过分类和减少连接的数量，只留下重要的回路。这将有助于我们只记住新信息中最重要的部分。沃克说，你可以理解为这就像用黏土雕刻雕像一样，保留最重要的部分，除去你不需要的东西。

大脑成像还发现，在非快速眼动睡眠期间，有一些被称为主轴的活动，这些活动进一步完善了我们的记忆，就像打磨雕塑一样。

记忆是如何产生的

你记得的最早的一次生日是什么时候？很可能是你童年早期的某个时刻。所以你的记忆是怎么封存在你的脑海里，让你能在今天回忆起来的？这不是一下子就发生的。这个旅程的第一步叫作编码。那段经历在大脑里被描绘出来。而如果要让最初的记忆能够持续，就需要所谓的巩固——大量的巩固。每一次我们排练或者检索一段记忆，它就会被加强，而睡眠在这个过程中也起到很重要的作用，能够重新激活我们的记忆并把它转移到长期存储中。记忆的巩固会让它们即使随着时间的流逝也不容易被遗忘。在我们睡觉的时候，大脑还会在不同的记忆之间建立联系，这样当我们记住一件事情，它还能触发与它相关联的记忆。我们还不太清楚大脑是如何选择哪些经历要记住，哪些要忽略，但是情绪是一个很重要的组成部分（见第八章），负面情绪尤其会被优先考虑，从进化的角度来看，这可能是有利的。睡眠也会优先考虑我们认为重要的事情，例如，我们知道第二天考试会考的信息。

"啊哈"时刻

如果你曾经一觉醒来有了解决问题的新灵感或解决方案，这也要归功于你睡眠中的大脑给你带来了创造力的提升。

因此，我母亲对于在考试前睡个好觉的直觉是很准确的——它能帮助你巩固这些记忆，或者让你的创造力提升，即使你不像我一样真的需要在复习时睡一觉才行。但还有一点，如果你真的希望提高你学会新东西的机会，你应该不仅在复习后睡觉，还应该在复习前睡觉。

对于这一观点的一些令人信服的证据来自一项研究。在这项研究中，一组人已经 36 个小时没有睡觉，另一组人是正常睡眠。他们需要做一个学习练习，来测试他们的时间记忆（对事件发生时间的记忆），之后让每个人都正常睡觉两晚。那些在学习前睡眠缺乏的人记住的明显更少，即使之后他们恢复了睡眠。因此，在你需要学习之前睡觉，让你的大脑为学习做准备，也是很关键的。[①]最后，有规律的睡眠习惯似乎也有助于记忆的巩固[②]，所以保持良好的睡眠习惯是值得的。

如何有效地小睡

忘掉小睡是懒惰的想法吧。白天有策略地打个盹儿，能收获很多益处。按照以下这些提示，没有罪恶感地打个盹儿吧：

- 吃午饭后会感觉很困？那再正常不过了，而且不是因为你吃了太多的碳水化合物，很多人会这样以为。实际上，午饭后会困是我们昼夜节律（身体的 24 小时活动周期）下降的结果，会让我们在下午 3 点钟的时候特别想打瞌睡。既然如此，为什么不充分利用这个时间小睡呢？这可以帮助你准备一个考试或报告，尤其是如果你在睡觉之前或之后学习的话。
- 如果你的目标是学习，那就选择一个 60 分钟或者 60 分钟以上的小睡，以此来确保你获得了一些最重要的慢波睡眠，它能帮助你把记忆转化到长期存储中。

- 即使是 5 ~ 15 分钟的短暂午睡，也能产生立竿见影的效果，并能提高警觉性长达 3 个小时。
- 长时间的小睡可以给你带来长达 24 小时的认知提升，但注意了——有一种风险是你在深度睡眠后醒来时会感觉昏昏沉沉的，这种现象被称为睡眠惰性。
- 为了避免在半小时的动力小睡（power nap）之后出现睡眠惰性，可以在睡之前喝杯咖啡。你应该有足够的时间在咖啡因发挥作用（大约 20 分钟后）之前睡着，而且你醒来后会感觉更清醒。
- 只要小睡不会让你晚上睡不着，你可以试着养成小睡的习惯。与偶尔小睡的人相比，经常小睡的人报告说，他们的情绪更好，小睡后感觉更满意。
- 如果你的目的是改善心情，那可以尝试持续 45 分钟以上的小睡，这会让你进入一个周期的快速眼动睡眠，这对处理情绪有帮助。
- 对于想要提升创造力的人也是如此。相比小睡中仅包括非快速眼动睡眠的人或没有小睡的人来说，当人们的小睡包括了快速眼动睡眠时，他们能更好地在概念之间建立联系，解决一个需要创造性思维的任务。
- 只有一点时间可以小睡？没问题，但是选择躺下来睡吧。如果你是坐着睡，你睡着所需的时间比躺着睡要长 50%。

学习可以不费吹灰之力吗

很显然，睡眠可以帮助我们记住我们在醒着的时候所关注的东西，但是如果我们可以在睡觉时学习，那不是更容易吗？事实上，这个想法是有些原因的：在我们睡觉的时候，大脑仍然在聆听外部世界的声音，而且可能可以利用这一点找到不费吹灰之力就能学习的方法。有一些刺激其他感官的实验为这种想法提供了一些可能性。在一项研究中，参与者们需要在弥漫着玫瑰花香味的环境中执行一项学习任务。如果他们在慢波睡眠中也闻到了同样的气味，那他们的记忆力会得到提升——第二天他们更好地记住了所学的内容。气味的存在似乎能大大促进记忆的巩固。另一些实验也用声音进行了类似的尝试。

这种无意识的学习最终可能被用来在我们睡觉时帮助我们记住复杂的东西，如新的语言。事实上，大脑扫描结果显示，即使在我们无意识的时候，我们的大脑也会继续处理单词的含义。③

这种影响我们在睡眠中产生记忆的方法，不仅可以应用在学习场景中，还可以帮助我们戒除坏习惯，甚至成为更好的人。④例如，在一个实验中，吸烟者在睡觉时被暴露在腐烂的鱼或鸡蛋的气味和香烟的气味中。在接下来的一周里，他们的吸烟量明显减少（如果他们只是在清醒的时候接触到不好的气味，则不会出现这种情况）。⑤最终，我们甚至可以操纵我们的记忆来改变我们的思维方式。强化某些记忆，是否能帮助我们变得不那么自私，或者更加公正？或者只是触发特定的记忆而让我们更快乐、更精神地醒来？

鉴于睡眠在记忆形成中的关键作用，一个显而易见的问题是，这是否就是睡眠难以捉摸的功能。但事情并没有那么简单。如果是这样的话，你可能会认为大脑结构最复杂的动物会睡得最久，但事实并非如此。正如史蒂文·洛克利（Steven Lockley）和拉塞尔·福斯特（Russell Foster）在他们的《睡眠》

一书中指出的那样，一些最厉害的睡眠者包括棕色蝙蝠、大狐猴和蟒蛇，它们每天的睡眠时间都在 18 个小时左右，而这些动物肯定不是世界上最聪明的动物。因此，虽然睡眠对记忆力肯定是至关重要的，但它只是一个部分。

第六章

关于睡眠和阿尔兹海默症的真相

阿尔兹海默症是医疗领域最亟待解决的谜题之一。尽管经过几十年的研究，我们对这种疾病的了解仍然很有限，什么原因导致了这种疾病，为什么有些人得了这种疾病而其他人没有，以及更关键的是如何治疗这种疾病。

在过去的几年里，至少有一块拼图已经到位，那就是阿尔兹海默症和睡眠之间的复杂关系。科学家们发现的是该疾病可能通过某种机制带来记忆问题，而且令人振奋的是，这是一条通往早期诊断的潜在途径，甚至可以治疗一些患有这种破坏性疾病的人。

睡眠可能在阿尔兹海默症中起到某种作用的迹象已经存在了一段时间。在起初生病的几年前，通常会开始出现睡眠紊乱，所以这可能是一个警告信号，表明有什么事情不对劲。而且，随着疾病的发展，睡眠紊乱会越来越严重。

鉴于我们对睡眠与记忆的重要性的理解，你可能会觉得惊讶，在一种以记忆丧失为特征的疾病中，我们怎么花了这么久才弄清楚这种联系的真相。但直到最近，我们都还无法观察疾病进程中的大脑（如患有阿尔兹海默症的大脑），而只能等到病人死后才能看到他们的大脑。

现在，大量的大脑扫描技术意味着我们可以在阿尔兹海默症患者还活着的时候仔细观察他们的大脑，监测大脑中的标志性斑块和缠结是如何发展的，并看看当人们被要求进行特定的测试和挑战时，会发生什么。

令人遗忘的睡眠

为了研究睡眠和阿尔兹海默症之间的联系，在 2015 年，加州大学伯克利分校的马修·沃克教授和他的团队进行了一项突破性的实验。通过扫描 26 个曾患有阿尔兹海默症或睡眠问题的老年人的大脑，研究团队得以测量有多少 β - 淀粉样蛋白——这种蛋白通常被视为在阿尔兹海默症患者的大脑中累积的蛋白质之一。具体而言，他们在研究大脑中一个叫作内侧前额叶皮层（mPFC）的区域，该区域在产生慢波睡眠方面发挥着重要作用。正如我们在上一章中发现的那样，慢波睡眠是一种深度恢复性睡眠，它已被证明有助于记忆的长期储存。

在接受大脑扫描以检查 β - 淀粉样蛋白堆积情况后，参与者们参加了一项学习任务。当晚，研究监测了参与者们在一夜睡眠中的脑电波，并让他们在第二天完成了一项记忆测试。测试结果令人震惊。那些在内侧前额叶皮层有更多 β - 淀粉样蛋白的人，他们的慢波睡眠也受到了更多的干扰。反之，他们的慢波睡眠被干扰得越多，对他们记忆形成所产生的干扰就越大。[①]淀粉样蛋白越多，慢波睡眠越少，一夜之间所发生的遗忘（而非记忆）就越多。该研究团队首次展示了睡眠不佳可能是导致阿尔兹海默症患者出现记忆问题的原因，淀粉样蛋白的堆积直接破坏了慢波睡眠。更重要的是，他们的研究表明，受影响的是最深层的慢波睡眠，而不像在正常老化中，慢波睡眠会更平均地减少——这表明除了我们预期在老年大脑中看到的情况之外，这里还发生了一些特殊的情况。

有了这一惊人的发现以后，关于淀粉样蛋白、睡眠和记忆之间的联系的研究大量涌现。然而，事实证明，这只是难题的一部分。阿尔兹海默症会导致睡眠和记忆问题，现在有了一个解释。但众所周知，睡眠不佳也是该疾病发病的前兆。如果睡眠不足可能会引发淀粉样蛋白的堆积呢？毕竟，对小鼠的研究明确显示，如果啮齿动物被剥夺了深度睡眠，这种破坏性的蛋白质会立即在大脑中积聚。②会不会同样的事情也发生在人身上？如果是这样，获得更好的睡眠可能是阻止淀粉样蛋白堆积的一个有希望的方法，并有可能推迟甚至防止一些人的阿尔兹海默症的发病。

为了找到答案，密苏里州华盛顿州立大学的朱姚爱（Yo-El Ju）教授和她在其他高校的同事设计了一个机智的实验。他们把22个身体健康的人带到他们的睡眠实验室，让他们戴着耳机睡觉，并在这期间每10秒钟监测一次他们的脑电波。每当他们看到沉睡的参与者进入慢波睡眠时，研究人员就会通过耳机播放一个声音，声音会越来越大，直到它刚好能把参与者从这种深度睡眠中唤醒，但声音又不足以完全叫醒他们。通过这种方式，参与者们睡了一夜，但他们被剥夺了可能会导致有害蛋白质堆积的慢波睡眠。

第二天早上，研究者测量了参与者们脑脊髓液中的 β - 淀粉样蛋白水平，脑脊液是充满在大脑和脊髓内的液体。果然，被剥夺了慢波睡眠的人的 β - 淀粉样蛋白水平明显高于睡眠不受干扰的人，而且慢波睡眠受到的干扰越多，第二天早上的情况就越糟糕。[③]仅仅一个晚上的不良睡眠就足以导致淀粉样蛋白在大脑中堆积。该研究及此后的其他研究[④]还发现，睡眠质量较差的人一般也有涛蛋白（tau）的堆积，这是与阿尔兹海默症有关的另一个关键因素。

综上所述，这些研究表明，睡眠和阿尔兹海默症之间的联系可能是互为因果的。睡眠紊乱导致淀粉样蛋白的堆积，而淀粉样蛋白又会干扰睡眠，如此反复。

夜间排毒

就在这项研究揭示睡眠与阿尔兹海默症之间的联系的同时，还有另一个令人震惊的发现。这一突破为长久以来对睡眠的目的的讨论提供了一个答案。并且，它还有助于解释睡眠与患阿尔兹海默症的大脑中的斑块之间的密切联系。

丹麦神经科学家麦肯·尼德佳德（Maiken Nedergaard）和她在纽约州罗切斯特大学的同事在 2013 年发现，大脑有自己的废物清理系统。与人体利用淋巴系统将废物从组织中转移到血液中的方式类似，该系统利用称为胶质的细胞来收集脑细胞工作时产生的毒素和代谢废物，并将其冲到脑脊液中。研究人员以做这项工作的细胞将这个过程命名为"胶状淋巴系统"。这个过程在我们清醒的时候也会发生，但是当我们睡觉的时候，它就会加大马力，冲出 10 ~ 20 倍的液体：正如沃克在接受《新科学家》（New Scientist）采访时所说，它给我们的大脑进行了一个"夜间排毒"。⑤

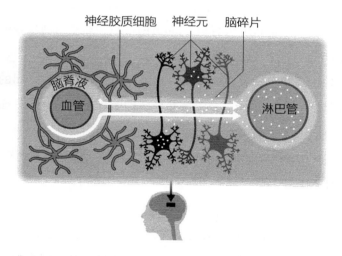

一年后，尼德佳德和她的团队还发现，尤其是在非快速眼动睡眠期间，胶质细胞会收缩，为液体冲过大脑的每个角落增加了六成的空间。⑥十分关键的是，我们每晚睡觉时被胶状淋巴系统冲走的有毒副产品之一，正是我们在阿尔兹海默症中看到的淀粉样斑块。

这些研究是在小鼠身上进行的，但最近的研究观察了人类志愿者睡眠时的脑脊液。2019 年，波士顿大学的尼娜·富尔茨（Nina Fultz）和她的同事研究了 11 名志愿者睡眠时的大脑，并首次看到在非快速眼动睡眠期间，在我们的大脑出现慢速脑波后，脑脊液的波动紧随其后。睡眠中的慢波似乎触发了这种液体的脉冲，就像洗衣机的旋转周期一样，⑦这更细致地阐释了慢波睡眠对于清理大脑中的毒素是多么重要。

早期干预

很显然，如果我们想要尽可能降低患阿尔兹海默症的风险，就需要在我们忙碌的生活里挤出足够的时间来认真对待睡眠。当然，同样重要的是，我们也需要记住我们在谈论一个复杂的疾病，不是每个大脑里有淀粉样斑块的人都会患上阿尔兹海默症，所以睡眠的作用只是这个巨大的谜题中的一小部分。

即便如此，对这一机制的了解为我们提供了一个值得期待的前景，那就是识别睡眠问题可能是早期诊断阿尔兹海默症的一种方式。2020 年，沃克和他的同事发现，观察人们的睡眠情况可以直接预测他们几年后会有多少 β-淀粉样蛋白堆积，这意味着睡眠也许可以成为预测阿尔兹海默症发作的早期工具。⑧

最终，我们期待能通过治疗一些会带来阿尔兹海默症风险的睡眠问题，来推迟甚至防止该疾病的发生。事实上，对早期阿尔兹海默症患者的研究表明，治疗他们的睡眠障碍可以帮助减缓他们的认知能力下降，并将阿尔兹海默症的发病时间推迟十年之久。⑨对一些人来说，认知行为疗法对改善睡眠有很好的效果，但对于另一些人来说，他们的睡眠问题很难用传统方法来治疗。包括沃克在内的几个研究实验室现在正在研究更前沿的方法来治疗睡眠障碍，以及促进这种重要的、有排毒作用的慢波睡眠。

其中一种途径是非侵入性脑刺激，[10]它使用头皮上的小电流来尝试促进慢波睡眠。[11]另一种方法是在睡眠中传递与慢波同步的听觉音调，以促进慢波睡眠。[12]此外，现在市面上有越来越多的小工具，它们承诺可以巧妙地改善你的睡眠，提高你的慢波睡眠量，但这些小工具往往没有得到任何监管部门的批准，所以它们的效果如何，还没有定论。对于我们其他人来说，现在更有理由早些上床睡觉，让你的大脑开始强效排毒工作。

睡多少才够

如果你想保护你的大脑免受阿尔兹海默症的影响，你应该睡多少觉？2020 年的一项大型研究汇集了参加英国和中国长期研究项目的超过 28 700 人，研究了人们的睡眠量，以及他们在随访时的认知能力下降情况，加起来总共超过了 10 万年。研究者们发现了一个 U 型曲线，也就是说，有极端睡眠习惯的人（每晚少于 4 小时或超过 10 小时）在随访时认知能力的下降幅度最大，记忆力受到的影响尤其强烈。这使作者们得出结论，睡眠时间不足或过长的人应该对他们的认知功能进行监测。

我们知道睡眠太少对记忆力不利，但还不清楚为什么睡眠太多也可能会有问题。有可能有些人睡太多和早期阿尔兹海默症有关，又或者有其他的问题让他们更容易这样。m2021 年对中年人的一项研究表明，每晚睡 7 小时可能是最合适的。那些睡眠时间少于 6 小时的人后来患阿尔兹海默症的风险比那些睡够 7 小时的人更大。

第七章

疲劳状态会破坏认知能力

我们大多数人都会对醉酒驾车的想法表示反对，但当我们疲劳驾驶时呢？我们的社会对它的谴责远没有那么强烈。

我们早就知道，缺乏睡眠会使我们精神不振，但你可能会惊讶地发现，它的程度会有多严重。2020 年，苏格兰邓迪大学的乔安娜·劳里（Joanna Lowrie）和同样位于邓迪的法医中心的海伦·布朗洛（Helen Brownlow）设计了一个实验，以比较疲惫时开车和喝多了酒后开车的效果。

30 名志愿者被分成了 3 组进行模拟驾驶：一组人是没有喝酒并且充分休息了的，另一组人已经 24 个小时没有睡觉，还有一组人喝了足够多的白葡萄酒，已经超过了苏格兰酒后驾驶的限制，即 100 毫升呼吸中含有 22 微克酒精（与世界其他地区的水平相似）。除了驾驶测试之外，参与者还需要对自己在喝咖啡之前和之后的驾驶能力进行评价。

失控

与喝了白葡萄酒的人相比，那些没有睡觉的人最终的刹车反应时间更慢，对汽车的控制能力更差。有些人的情况比其他人更糟糕——女性在驾驶考试中的得分总体上比男性高，而那些受影响最严重的人在驾驶时睡着了，出现了危险的"微睡眠"，导致他们偏离了道路。

令人惊讶的是，咖啡因也并没有什么帮助。虽然咖啡经常被推荐可用于缓解驾驶时的疲劳，英国的公路法规中也是这样说的，但在这项研究中，无论是在人们睡眠不足的情况下还是在喝酒的情况下，咖啡都对驾驶技能没有影响。令人担忧的是，这两组人都误以为是咖啡因的作用提高了他们的驾驶能力，使他们产生了危险的盲目自信。[①]

这些发现对从事轮班工作的人来说特别重要，他们经常不得不在晚上开车，不仅是在他们睡眠不足的时候，而且是在他们的昼夜节律中睡眠驱动力最强的时候。该研究的作者建议，今后可以考虑修改法律，将疲劳驾驶也包括在法律内。也许可以让司机靠边停车，通过测量他们的瞳孔反应时间来测试他们的疲劳程度，还可以进行能预测睡眠损失的血液测试，尽管这在具体操作上更难实施。这两种技术都在开发中。同时，我们这些在夜间开车或睡眠不佳时开车的人应该记住，咖啡因可能使我们感觉更有能力，但这可能是一种错觉，最好还是小睡一下。

春天的梦游

你不需要熬个通宵就能体验到睡眠不足对你的认知能力的影响；即使睡眠的少量减少也会产生很大的影响。在美国，春天里时钟往前走 1 小时之后，紧接着的周一早上交通事故会激增 17%（在之后的 3 周里，心脏病发作也会增长 5%），[②]这说明哪怕是少睡一小时，我们可能都需要几天甚至几周的时间来适应。2020年进行的另一项研究也证实了这一点，该研究发现在时钟往前走的一周内，美国的交通事故增长了 6%。有一种解释是早上变得更黑暗了——也许是道路上的能见度降低造成的？但这似乎不太可能，因为下午的车祸仍在增加，而且在每年晚些时候时钟往回走时，死亡事故并没有出现这种激增。全世界有数十亿人受到这种时钟变化的影响，这种做法对公共健康造成的影响可能是巨大的，因此研究人员建议我们直接取消这种做法。[③]

睡多久才足以让你自信地坐在驾驶座上呢？为了找出答案，华盛顿特区美国汽车协会交通安全基金会的布赖恩·特夫特（Brian Tefft）最近进行了首个关于该问题的经同行评议的研究，研究一个人的睡眠量和他们随后会造成车祸的风险。他采样分析了近 5 500 起交通事故，并发现每晚少于 7 小时的睡眠会让你陷入引发事故的严重风险之中。与睡了 7 ~ 9 个小时的人相比，前一天晚上睡了 6 个小时的司机发生车祸的风险是前者的 1.3 倍，而对于那些睡了不到 4 个小时的人，这种风险激增到 15 倍。[④]

驾驶会在我们缺乏睡眠时变得如此困难并不奇怪：最近的另一项研究发现，睡眠时间少于或超过 7 ~ 8 小时的人在 12 项认知测试中的整体表现较差。而如果前一天晚上睡眠时间少于 4 小时，相当于大脑老化了 8 年。[⑤]鉴于世界上很多人每晚都睡不够 7 小时（见第九章），很显然，轮班工作者并不是唯一应该仔细考虑他们是否适合驾驶的人。

值得怀疑的判断力

你可能会想，你从来不会在这样的状态下开车，所以这不适用于你，但疲劳的认知代价并不局限于我们操作重型机械的能力。春天的时钟变化揭示了睡眠对我们认知的另一个不良影响：缺乏睡眠会扰乱我们的道德意识。道德意识很重要，因为它关乎检测他人道德的能力，而不仅仅是关于我们自己的判断力。美国和新加坡的研究人员最近通过一系列测试，考察了人们在睡眠不足时与充分休息时相比的道德意识，并发现仅仅两个小时的睡眠不足就会导致人们在他们面临的情境中察觉道德因素的能力下降10%。而在时钟往前走的星期一，在网上搜索与道德有关的词语（如"不道德""欺诈"和"诚实"）的人数急剧下降，正是这个时候人们通常会在前一天晚上减少大约 40 分钟的睡眠。⑥

这与其他研究的结果相吻合，研究表明睡眠会干扰我们做出正确判断的能力。长期睡眠不足的军官和学员发现他们更难预测道德问题，在做出道德决策时会更加仓促，并且发现更难进行合理的道德推断。在军队之外，没有足够睡眠的人也发现更难在情绪张力较大的道德问题上做出决定，而且更有可能接受平常违背他们个人道德信仰的解决方案。睡眠不足似乎会使我们的道德水平下降，所以我们应该避免在通宵达旦后做出判断。

当涉及我们的偏见时，事情变得更加糟糕了。实验室研究证明，长期睡眠不足会增加人们对少数群体的隐性偏见，并会让我们仅仅依据别人的面部表情来判断他们是否值得信赖。⑦这些发现对于那些从事"高风险"职业的人来说尤其重要，如警察和保安人员，他们经常处于睡眠不足的状态中，但其工作的一个常规部分就是对人们的可信度做出快速判断。即便如此，我们每个人都不能幸免，哪怕是少量的睡眠缺乏也可能会带来对社会认知的影响。所以当我们感到疲惫时，应该谨慎地处理道德决策和社会决策，并记住睡眠对我们的判断力有多大影响，包括我们对自己疲惫程度的判断。

如何应对时制转换

即便是少睡 1 小时，也可能对我们的认知能力产生令人惊讶的影响，但是我们也可以采取一些措施来将时钟往前走的影响降到最低。

- 慢慢地调整。在时制调整的几天前，就开始每天提前 10 ~ 20 分钟去睡觉，这样你就不用一下子少睡 1 个小时。
- 确保你在时制调整前的几周里睡眠充足。避免在此前就已经处在一个睡眠缺乏的状态，又因为这一个缩短了的夜晚被加剧。
- 不要为了弥补失去的睡眠而躺在床上。相反，在接下来的几天里，要在白天起床并出门，这将有助于更早设定你的身体时钟。
- 不要错过餐饭，也不要比平时晚吃饭，以帮助你的身体适应新的时间。
- 如果你很难早点入睡，可以尝试在睡前洗个热水澡。之后体温的下降应该能让你更容易入睡。

第八章

睡眠是一种夜间心理治疗

我们都有过这样的体验：一晚上没睡好就会让我们变得易怒、情绪化，对最不起眼的事情也会大发雷霆。尽管过去几十年一直有研究在关注睡眠对记忆的影响，而睡眠对情绪的作用是过去 10 年才有科学家真正开始思考的。现在，那些研究这个问题的人已经创造了一整套残酷的实验，通常涉及剥夺志愿者们整晚的睡眠，然后以科学的名义让他们接受各种测试。我们应该感谢他们的牺牲。我们所发现的不仅是对睡眠中的大脑的令人惊奇的洞察，还有对梦境及它们的作用的进一步理解，更关键的是，对解决心理健康问题的一些新的可能的方法——从抑郁症到焦虑症，还有精神分类症都有。

睡眠和情绪之间的联系是从记忆开始的。正如我们在第五章中发现的，睡眠在记忆的形成中起着至关重要的作用。为了达到最佳的记忆效果，我们应该在"睡眠三明治"中学习东西——学习之前睡个好觉，学习之后也睡个好觉。即便如此，我们也只会记得发生在我们身上的事情的一小部分，没有人确切地知道大脑是如何决定哪些记忆要保留，哪些要归入我们遗忘的过去。逐渐清晰的是，睡眠在筛选我们的记忆方面发挥着作用，而且关键是，我们睡眠中的大脑会优先考虑具有情感成分的记忆。

从直觉上讲，我们能记住那些带有情感成分和个人意义的事情是有道理的。如果你在一个午餐约会后差点被横穿马路的汽车撞倒，那么记住与死亡擦肩而过的经历比记住你吃的是哪种三明治对你未来的生存更有用。因此，当我们休息好的时候，睡眠似乎会把具有强烈情感成分的记忆归档，而对日常的事情关注得较少。

然而，在缺乏良好睡眠的情况下，事情会变得更加复杂。在没有睡好的情况下，我们通常对所学的东西记得比较少（这就是为什么突击复习考试是一个坏主意）。但是疲惫的大脑对和我们记忆相随的情绪种类十分感兴趣。当我们睡得不好时，我们更有可能记住那些带有负面情绪的东西，而不是那些让我们感觉良好的东西。就好像负面的记忆对睡眠不佳带来的影响更有抵抗力。

为了在实验室中证明这一点，研究者把参与者分成两组，一组人在 36 个小时没有睡觉后，需要学习一组含有正面情绪、负面情绪或中性的词汇。接着，他们被允许正常睡眠两晚，然后再次接受测试。另一组人在整个实验过程中都被允许正常睡眠。结果显示那些在学习词语前获得了充足的睡眠的人，在两天后记住了更多含有负面情绪和正面情绪的词语——正如预期的那样，他们睡眠中的大脑优先选择了带有情感成分的记忆。相比之下，那些睡眠不足的人记住的正面词汇少了近 60%，但他们对负面词汇的记忆与那些休息好了的人相同。当涉及负面的情绪内容时，无论睡眠质量如何，大脑都会顽固地将它们保留下来。

灰暗的心情

从进化的角度来看，优先记住负面经验而不是正面经验是有道理的，特别是在压力大的时候——那时我们可能会睡得更少。记住负面经验可以帮助我们改变行为，以防止同样的情况再次出现。这可以帮助我们的祖先记住哪些食物是有毒的，或者回忆起被狮子袭击的地点，从而挽救他们的生命。

但是在现代社会中，这个系统可能就不再适用了。人工照明技术、屏幕使用和一种将睡眠置于待办事项清单底部的绩效文化使我们许多人都减少了睡眠。一些专家认为，这种对睡眠时间的吝啬可能把我们置身于一种"求生模式"，让我们陷入一种倾向于记住负面经历而忘记正面经历的情绪失衡之中。这对抑郁症患者来说可能更为明显，他们倾向于把自己的生活事件看得过于消极，而且他们也经常有睡眠紊乱的情况。

即使是少量的睡眠缺失也会使你的心情变得灰暗。如果我们需要证据来证明这一点，对睡眠缺乏与性情的关系的研究发现，当人们连续一周每晚睡 5 个小时，他们明显变得更加暴躁。而我们情绪受到的影响使我们在应对一天的压力时也很吃力。当住院医师缺乏睡眠时，他们发现工作上遇到的问题变得极为难以处理，并且对本应是感到满足的事情也感到不那么高兴了。

在这方面，科学研究也正在赶上来——睡眠的缺乏会扰乱我们的情绪及我们应对压力情境和决策的能力。我们现在也在了解大脑中发生的情况。当研究者让人们进入大脑扫描仪中，并让他们看一组从中性到负面和令人厌恶的图片时，那些前一天晚上睡眠不足的人的杏仁核激活率高达60%。杏仁核是大脑中处理情绪信息的区域，尤其是对不愉快的图片的反应。

不仅如此，扫描结果显示，杏仁核与大脑中另一个叫作内侧前额叶皮层的区域之间的联系要弱得多。内侧前额叶皮层的作用是抑制杏仁核的活动，来帮助我们降低情绪反应，确保它在当下的情境中是适当的。因此，睡眠触发了大脑中处理我们对负面经历的情绪反应区域的重要活动，可能是在重置我们的大脑，使其准备好应对第二天的任何情况。这继而也让我们可以做出理性的决定，并有一个有分寸的情绪反应。相反，当我们睡眠不足并缩短了这个过程时，我们应对负面经验和情绪的能力就会大大降低。重要的是，我们在人们睡眠不佳时看到的大脑活动的模式与在精神障碍的大脑中所看到的相似，而精神疾病也往往与睡眠问题同时存在。

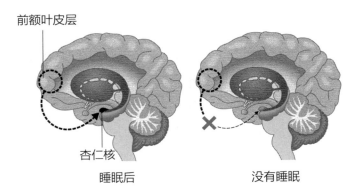

前额叶皮层

杏仁核

睡眠后　　　　　　　没有睡眠

"做梦睡眠"的益处

我们越了解睡眠在处理情绪方面的作用，就越会注意到这种类型的睡眠——快速眼动睡眠。当我们想到一夜好眠的益处时，我们倾向于聚焦在那些能让我们在清晨感到焕然一新的、非常疗愈的、深度的睡眠，这样的睡眠也帮助我们为大脑排毒，并巩固新的记忆。相比来说，快速眼动睡眠似乎可有可无：它是我们做那些最富想象力、最超现实的梦的时候。

做梦的意义仍存在激烈的争议，但有越来越多的证据指出，快速眼动睡眠正是我们在整理我们的情绪包袱的时间。举例来说，当向参与者展示了带有情绪刺激的图片和中性的图片后，让其中一组人小睡90分钟，另一组人保持清醒。小睡组的人后来记住的有情感元素的信息明显多于那些没有睡觉的人。不仅如此，这种情感记忆的增强程度与他们在小睡期间有多少快速眼动睡眠，以及他们进入快速眼动睡眠的速度直接相关。

在开始研究快速眼动睡眠之后，一些研究者开始好奇，会不会是梦境本身在调节我们的情绪。尽管我们在非快速眼动睡眠中也做梦，但那些梦通常很无聊。或许我们在快速眼动睡眠中的梦之所以如此生动，是因为这是一种帮我们理解我们感受的方法，通过演绎出不同的场景来让我们更能在困境中做出决定。有令人激动的证据证明，事情也许是这样的。一项研究观察了经历离婚后的抑郁妇女，发现她们比没有抑郁的离婚妇女做了更多关于前配偶的梦，而且是情感激烈的梦。然而，那些有更多这些强烈情感的梦境的人也更有可能在一年后从抑郁症中恢复。她们的梦似乎在某种程度上帮助她们从创伤中恢复。

更多的证据出现在 2021 年，当时意大利坎帕尼亚大学的弗朗西丝卡·康特（Francesca Conte）和她的同事首次对人们在清醒时和梦境中的情绪进行了研究，比较了睡眠好的人和睡眠不好的人之间的差异。研究者们发现，睡眠好的人在清醒时和梦中的情绪差异较大，白天有更多的积极情绪，晚上则有更强烈的消极情绪。而睡眠不好的人在清醒时和做梦时的情绪水平相似。一种解释是，睡眠不好的人在处理他们的负面情绪方面困难重重。当我们缺乏睡眠时，这种帮助处理白天负面情绪的机制就不能发挥作用。[①]

创造力的提升

在我们睡觉的时候，大脑会在已经储存的信息和新的记忆之间建立联系，来帮助我们进行新的联想，这会增加我们的创造性思维。这可能就是很多人会在睡醒后会有"啊哈"时刻的原因。有实验室中的研究证明了这一点。在睡了一觉后，人们发现更容易找到隐藏的解决方案来解决前一天的工作问题。这似乎在快速眼动睡眠中尤其如此。一项研究发现，与非快速眼动睡眠相比，人们在经过一段时间的快速眼动睡眠后，解决易位构词游戏的能力提高了 30%。

并非所有的研究都将快速眼动睡眠与情感处理联系起来，所以我们仍然不确定情况是否如此，但这些证据足以让加州大学伯克利分校的马修·沃克和埃尔斯·范德赫姆（Els van der

Helm）提出，睡眠可能是一种"夜间心理治疗"。^②他们认为，睡眠除了帮助我们记住事情之外，也在让我们忘记这些记忆的情感元素。随着时间的推移，我们对生活事件的情感反应会减弱——当我们在许多个月后重温相同的记忆线索时，杏仁核不会有那么强烈的反应（这是我们都从经验中知道的事情——时间是一个治愈者）。而这似乎在很大程度上发生在快速眼动睡眠期间，就好像在实际的记忆被加强的同时，包裹着记忆的情感"毯子"也被扯下了。

睡眠与抑郁症

如果这些研究结果是正确的，那睡眠对我们的心理健康就有很重要的影响，因为如果这个系统不能正常地工作，就会导致焦虑状态。

在很多心理健康问题和精神障碍中，睡眠紊乱都是症状表现之一；在抑郁症患者中，有 90% 的人会经历睡眠紊乱。失眠也是抑郁症的一个很强的风险因素，抑郁症患者通常需要更长的时间入睡，也会更经常醒来。耐人寻味的是，他们通常比大多数人有更多的快速眼动睡眠，而且当他们入睡时会更快地进入快速眼动睡眠。

同样，创伤后应激障碍（PTSD）往往也会带来噩梦和其他睡眠问题，而且当经历创伤的人的快速眼动睡眠受到干扰时，他们患创伤后应激障碍的风险也会增加。所有这些都引起我们重新思考对这些心理健康问题的理解。长久以来，人们都假设这些有心理健康状况的人有睡眠困难是因为这些心理问题让他们睡不着。但是，新兴的睡眠和情感科学让一些科学家认为，缺乏睡眠本身可能会导致抑郁症或创伤后应激障碍等问题，或者至少使人们有可能患上这些疾病，然后使症状恶化。他们认为，长期缺乏睡眠会导致抑郁症患者大脑中的记忆种类失衡，从而使他们建立起一幅充满消极和中性事件的生活图景，而将积极的经历抹去。

鉴于快速眼动睡眠的重要性，以及我们许多人没有得到足够的睡眠这一事实，有些人甚至认为，我们作为一个社会，可能正在把我们自己导向一场快速眼动睡眠缺失的大流行。

此外，还有其他睡眠不足会导致心理障碍的症状的原因。许多和睡眠有关的化学途径也与心理健康和精神问题有关，并且还有基因研究显示，在心理健康问题和睡眠障碍中出现了重叠的基因，[②]所以也许还有基因的成分在起作用。再加上当我们非常疲惫时，就无法应对生活的要求，所以当我们疲惫不堪时，我们的自尊心也会降低，并感到更多的担忧、焦虑、沮丧和抑郁，这并不奇怪。[③]

尽管如此，这种对睡眠作用的新认识可能会带来新的方法，帮助预防甚至治疗一些心理健康问题。英国牛津大学研究睡眠的罗素·福斯特教授发现，使用认知行为疗法来改善精神分裂症患者的睡眠，可以将他们的妄想偏执水平降低一半。[④]在英国 26 所大学里开展的另一项试验中，治疗学生的失眠症与减少妄想和幻觉有关。⑤适时的睡眠也有助于处理创伤后应激障碍患者的过度恐惧反应。⑥

这也为那些睡眠不足的人敲响了一个警钟。当你面临一个巨大的、充满情绪的决定要做的时候，睡一觉真的可以让你的想法更加清晰。而且，确保你能得到充足的睡眠，尤其是快速眼动睡眠，它可以帮助你应对困难的情况，并从好的事情中感到更多快乐。你可以做很多事情来促进你的快速眼动睡眠（见下文），但最好的方法是尝试在没有闹钟的情况下醒来。我们在每晚睡眠的最末端会获得最多的快速眼动睡眠，所以早早上床，让自己能够自然醒来，是最大限度地增加快速眼动睡眠，并心情愉悦地醒来的最好方法。

如何获得更多快速眼动睡眠

快速眼动睡眠在调节我们的情绪中起到非常关键的作用。你可以做以下这些事情来获得更多：

- 最重要的是，试着睡到自然醒，而不是用闹钟来叫醒自己。
- 避免喝太多酒。酒虽然能帮我们入眠，但它也会干扰我们的睡眠，并让我们更经常在夜里醒来。这可能和一系列的事情有关：酒精会让我们喉咙的肌肉松弛，在夜里会干扰我们的呼吸；利尿作用意味着我们更有可能因需要小便而醒来，或者可能只是酒精的放松作用在消退。在喝了几杯之后，尤其是快速眼动睡眠的数量也会明显减少。
- 研究表明，睡前看一部令人不安的电影会扰乱快速眼动睡眠，所以在重要的日子之前你可能要避免看恐怖电影。
- 避免服用大麻。这是一种已知的快速眼动睡眠抑制剂，而且据传闻，人们报告了一种"反弹"的梦境效应，当他们停止使用时，会做更生动的梦。

第九章

你到底需要多少睡眠

在最坏的情况下，睡眠足以杀死你。患有致命性失眠症（FFI，一种极其罕见的疾病）的人一开始会有轻微的失眠，在接下来的几个月里会迅速恶化，直到他们的身体和大脑恶化到最终陷入昏迷并很快死亡。研究一个健康的人在没有睡眠的情况下能存活多久是不道德的，但我们知道，如果动物被迫不睡觉的时间过长，它们通常都会死亡。在一个剥夺老鼠睡眠的经典实验中，所有的老鼠在32天内都死了。[1]即使是少量的睡眠缺失也会让你感觉像僵尸一样。那么，你究竟需要多少睡眠才能达到最好的状态呢？

睡眠与年龄

根据标准建议，成年人每晚应该有7~9个小时的睡眠时间，尽管每个人需要的睡眠时间有很大的差异。[2]没有人真正知道这些数字是怎么来的，了解一下人类的近代史就会发现，晚上睡一大段时间可能是一个相对较新的想法。我们的祖先可能是分几次睡觉，中间的时间会有其他活动。不过，我们需要7个或更多小时睡眠的建议似乎与研究显示的情况相吻合，任何低于这个睡眠时间的情况都会损害我们的认知功能并导致其他健康问题。

如何判断自己是否睡眠不足

并不是每个人都需要相同时间的睡眠，所以只是遵循一般性的建议的话也只能有一定的作用。有很多测试可以来评估人们的睡眠。其中一个是 Epworth 嗜睡量表，你可以在网上找到，这个得分可以让你了解你是否得到了足够的睡眠，并且可以用于诊断睡眠呼吸暂停等疾病。如果患有这些疾病，人们可能会意识不到他们每晚醒来多少次。另一种方法是观察人们在过度疲劳时经历的各种情况。如果以下一些或全部的迹象适用于你，则表明你缺乏睡眠：

- 你依赖一个闹钟或另一个人来帮助你起床
- 你在闲暇的日子会很晚起床
- 你需要很长时间才能醒过来并感觉精神
- 你会在白天觉得很困或者坐立不安
- 你感觉你需要一个下午觉才能正常运转
- 你无法集中注意力，并且会出现一些过于冲动的行为
- 你渴望咖啡因或者高糖的饮料
- 你会更容易担心，经常有情绪波动，有焦虑和抑郁情绪

我们所需的睡眠时间不仅因人而异，而且每个人在一生中也会变化。新生儿每天的睡眠时间多达 19 个小时，但当我们进入老年时，我们只需要大约 7 或 8 个小时。这并不一定意味着老年人需要更少的睡眠，但随着年龄的增长，我们的昼夜节律钟会发生变化，这意味着我们在早上会更早醒来，因此需要更早睡觉来弥补这一点。③这可能是为什么 60 多岁的成年人报告说比 20 多岁的人平均早睡 1 ~ 2 个小时。睡眠的昼夜节律窗口也变小了，这意味着我们可能会发现在老年时很难长时间睡觉。如果允许老年人随意睡觉，他们往往会比年轻人少睡 1 个小时。④但这并不意味着他们的日间功能不受影响。换句话说，

老年人可能需要同样多的睡眠，但他们发现要比以前更难得到睡眠了。

随着年龄的增长，我们的睡眠也变得更加碎片化，这些睡眠的中断会侵蚀我们每晚的总睡眠时间。在中年和老年之间，我们的睡眠时间每十年会缩短大约 30 分钟，[5]这也可以解释为什么老年人反映在白天感觉更困。

一个人需要多少睡眠似乎是由我们的基因决定的。有一种与此相关的基因，每增加一个就会增加 3.1 分钟的睡眠。[6]所有这些变化导致美国国家睡眠基金会调整了其睡眠建议，以便为个体差异留出一些余地。例如，成年人每天应该有 7 ~ 9 个小时的睡眠时间，但有些人可能只需要睡 6 个小时，而有些人则需要睡 10 个小时。

不仅仅是睡眠的数量，睡眠的质量也很重要。2020 年，中国青岛大学的徐伟（Wei Xu）及其同事对 51 项研究进行了回顾，[7]研究睡眠对没有阿尔兹海默症的人的认知能力下降的影响。他们发现，10 种类型的睡眠问题（包括失眠、碎片化睡眠和睡眠呼吸暂停）都会增加患认知障碍的风险，这意味着找到治疗这些睡眠问题的方法比以往更加重要。

社会时差问题

那在床上待的时间太长会怎么样呢？你可能听说过，过多的睡眠会导致一些疾病，包括 II 型糖尿病、肥胖和心脏病，并使我们提早进入坟墓，但 2014 年一项针对近 2.5 万人的研究发现，虽然睡眠时间的延长会增加患精神疾病的风险，但并没有带来其他健康方面的影响。[⑧]这其中可能有因果关系——睡眠时间长的人可能也更不活跃，或者有其他问题，如慢性疼痛，这意味着他们在床上待的时间更长。

有一个简单的方法来了解你是否拥有足够的睡眠：不要设置闹钟，自然醒来（我们中的许多人都没有这种奢侈！）。你睡着的速度也会提供一个线索——如果你的头一沾到枕头就能睡，就像关灯一样，你可能是已经用完了所有的睡眠存量了，因为通常睡着需要 15 分钟左右。

获得更佳睡眠的贴士

在一天中：

- 尽可能在早上多接受光照，这会把你的昼夜节律往前调，帮助你更早入睡。如果你接触不到自然光，用一个光箱也会有帮助。
- 如果你必须小睡，那就把它限制在 20 分钟以内，以避免睡眠惰性，而且不要在睡前 6 小时以内小睡。

- 不要在睡前做太剧烈的运动，因为这会提高你的体温。入睡与核心体温的小幅下降有关，不要让运动起到相反的作用。
- 在睡前 3 小时吃东西会干扰你的睡眠，所以如果可能的话试着早一点吃。
- 尽管人们对咖啡因影响的反应不同，但在健康的成年人中，咖啡因的半衰期为 5 ~ 6 小时，因此在下午要限制咖啡因的摄入。
- 短期内的压力会干扰睡眠，因此在白天解决冲突吧。

如果这听起来像是你的情况，而且你需要补充睡眠，小心周末早上的懒觉。社会时差问题（我们的社交和工作要求我们在应该睡觉的时候醒着，应该醒着的时候睡觉）可能对我们的健康不利，还让我们感到困倦和疲惫。⑨每晚在同一时间睡觉是良好的睡眠卫生习惯，会在整体上帮助我们获得更好的睡眠。因此，如果你感觉到因睡眠太少而产生的影响，适时的小睡可能是比躺在床上更好的选择。

有一件事是我们可以确定的：什么时候去睡觉确实很重要。睡眠是由两个主要驱动因素在控制的。其中一个是昼夜节律钟——大脑中的一个内部 24 小时计时器，帮助调节我们的日常生活的节奏。另一个是所谓的睡眠压力，你可以把它看作是一个记录从你上次睡觉后过了多久的仪表。睡眠压力在白天积累，使我们在晚上感到更困，然后在我们睡觉时减少。昼夜节律钟促使我们在晚上睡觉，而在白天保持清醒。这两个睡眠的驱动机制相互补充，这意味着在一天的末尾，我们的睡眠压力很强，而我们的昼夜节律让我们的清醒度最低，促使我们去睡觉。如果有人在这两种压力都很强的时候醒着，也就是说，他们已经醒着很长时间了，而且也到了晚上。那结果是两种效应的叠加，让他们尤其容易发生事故。因此，凌晨 3 点到 6 点之间的窗口是最危险的清醒时间。⑩

当人们试图使自己的生活与这些强大的生物睡眠冲动不同步时，就会出现进一步的问题。最显著的影响出现在轮班工人身上，尽管他们试图在白天补觉，他们总体上睡眠时间还是较少，通常少于 5 或 6 小时。这也并不奇怪——试想，他们在工作的时候，身体正准备睡觉，而他们试图睡觉的时候，他们的身体是完全清醒的。即使在整个职业生涯都从事了轮班工作，他们似乎也没能适应——他们的身体一直与白天同步。[11] 而且大多数轮班工作的人都有一个轮值表，他们会有一段时间上夜班，然后休息几天，这只会使问题更加严重。

这样生活除了对整体的健康有负面的影响（世界卫生组织现在将轮班工作归类为"可能致癌"），也会造成精神损失。一项在法国进行的对 3000 多人的研究发现，那些做了十年以上轮班工作的人的认知和记忆能力比从未做过这种工作的人要差。同样的情况也出现在航空公司的工作人员中。[12] 而且，那些工作与身体的睡眠周期不同步的人也有患抑郁症的风险。这个群体的离婚率特别高也就不足为奇了。[13]

在较小的程度上，那些天生是极端的"夜猫子"或"早起的云雀"的人，也可能会感受到必须在不适合他们生理特点的时间起床和活动的影响。也许雇主可以考虑到这一点，让早起的人上早班，而把夜班留给"猫头鹰"。对于我们中时间更灵活的人来说，根据我们最清醒的时间来安排我们的一天也是合理的。

尽管我们对我们需要多少睡眠有一个大致清晰的图景，但总的来说，似乎全世界的人都没有得到足够的睡眠，研究人员通过睡眠跟踪程序收集的数据发现，不同国家的睡眠情况差异很大，只有新西兰、荷兰、法国和澳大利亚这 4 个国家的居民每晚的睡眠时间超过了 8 小时。[14] 这些国家在另一项使用不同应用程序的全球睡眠研究中也得分最高。同时还有英国、比利时和芬兰，尽管根据该研究，没有一个国家的平均睡眠超过 8 小时。相比之下，日本人的睡眠时间似乎一直很少，勉强达到 6 小时。

全球如此多的人未能达到建议的睡眠量，这导致许多研究人员已经提出了警告：我们正生活在一个全球睡眠缺乏的大流行中，而这已经在对我们的健康产生严重的影响。

如何写睡眠日志

我们常常忽略睡眠问题，并且倾向于高估我们的睡眠时间。这就是睡眠日志可以提供帮助的地方。如果你感到疲倦而又无法找出原因，这种方法可以让你客观地了解你的睡眠数量和质量，还可以帮助你找出哪些生活方式的因素在干扰你的睡眠。你需要的只是一支笔和一张纸，你应该把它放在你的床边，同时网上也有许多模板可以下载。虽然它们各不相同，但所有的睡眠日志通常都包括以下信息：你什么时候上床睡觉；你什么时候入睡（这可能是最难准确记录的事情，而且最好不要盯着表看）；你是否在夜间醒来，如果是的话，醒了多少次，醒了多久；你在早上什么时候醒来；你第二天的感觉如何；是否小睡；咖啡因、酒精或药物和运动的细节。几周后，你可能会对妨碍你拥有高质量睡眠的东西有新的了解。

第十章

疲倦由心生

一晚睡得不好，感觉浑身乏力？这可能都源于你的想法。正如我们在第七章中所了解的，熬夜会对我们的认知能力造成破坏。但得益于一些巧妙的实验，我们也发现，仅仅是我们对自己的睡眠质量的看法，也可以影响我们的大脑功能。

只是有人告诉你，你睡得很好，就足以骗过你的大脑。例如，在一项研究中，研究者给有失眠症的人一个可穿戴设备来监测他们的睡眠，并在第二天早上随机告知他们昨晚休息得好或不好。那些认为自己睡得不好的人最后比那些认为自己睡得好的人更不清醒、更疲劳，即使这并不是真的。而那些被告知他们睡得很好的人也觉得心情更好，更有活力，更不困倦。[1]同样，在另一项研究中，一些年轻人被告知他们前一天晚上的睡眠质量高于或低于平均水平，这影响了他们在注意力和执行功能方面的得分情况。[2]

一般来说，人们非常不善于了解自己的睡眠质量，[3]大约40%的人认为自己有失眠症状，但实际上他们是睡着了的。这些人有所谓的"失眠身份"，而仅仅是相信他们的睡眠很糟糕就能影响他们第二天的状态，这也会让他们更容易出现其他问题，如抑郁症、自杀想法、焦虑和疲劳。[4]

为了更密切地监测我们的睡眠，很多人开始对健身追踪器感兴趣，这些设备声称可以监测所有事情：从我们睡多久、什么时候睡，到我们在睡眠的每个阶段花了多长时间，到我们的整体睡眠质量。这些设备通常是依赖于监测我们在夜间移动了多少，或者是内置的心率监测仪。然而，需要注意的是：许多睡眠科学家认为，这些追踪器除了能够告诉你一个你睡眠时间的粗略数字外，并不能真正做到他们所说的那样。这可能会给你一个有用的基线来衡量一段时间内的睡眠情况，但是考虑到对睡眠的预期对我们有很大的暗示性，把这些分数看得太重（尤其是一个不好的分数）可能会让你感觉很糟糕，而这也许是没有必要的。

那种昏昏沉沉的感觉

即使你睡得非常好，还有一个理由可能会让你在醒来的时候感觉疲惫不堪：睡眠惰性——那种会让我们去找咖啡的昏昏沉沉的感觉。睡眠惰性的阴霾往往会在半小时左右消散，尽管有时需要几个小时才能达到完全的清醒。在此期间，我们的大脑不那么敏锐，反应时间和决策力都会减弱。事实上，在你给你的大脑留出时间摆脱睡眠的残余之前，驾驶或做出任何重大决定都是一个坏主意，因为在此期间我们的大脑处于类似于醉酒的状态，或者就像我们一整晚没有睡觉一样。

睡眠惰性在我们夜间醒来的时候尤其明显，因为昼夜节律的睡眠驱动力最强，但它也会在长时间小睡后袭来。有一种减少它的方式是设置一个有旋律的闹钟。2020 年，澳大利亚的研究人员发现，有旋律的闹钟能提高人们醒来时的警惕性，但有节奏的曲子则不会。[5]此外，如果你想在短暂的午睡后清醒过来，可以事先喝杯咖啡，这样咖啡因就会在睡眠惰性出现时及时发挥作用。[6]

还有一个原因会让你不管睡多少都感到困意。如果你仔细观察，你可能会注意到，你在一天里会有注意力集中的时段，紧接着有能量不足和犯困的情况。欢迎来到你的超昼夜节律，它往往每 90 分钟左右达到顶峰，犯困的感觉持续 20 分钟左右，不过这也因人而异。如果你能了解自己一天中哪些时间段最清醒，并在这之间休息，可能会是提高效率的一个好方法。

为更好的睡眠做好心理准备

心理和睡眠有着密不可分的联系。认为我们睡得很好会让我们感觉更好，感觉良好也能促进睡眠。以下是如何为睡个好觉做好心理准备的方法：

- 在睡前 30 分钟把灯光调暗。睡前看屏幕的影响还没有定论。但是玩游戏或刷手机无论如何是一个坏主意，可能会让你的大脑停不下来。
- 避免在睡前讨论太有压力的话题，这会增加你的压力荷尔蒙水平，并让你保持警觉。

- 试着不要让智能手机靠近你的床。用一个传统的闹钟，但是把它背对你，这样你就不会为需要花多长时间入睡而感到压力和烦恼。
- 每天都在差不多的时间上床睡觉，即使是周末也一样。
- 如果你无法入睡，起床做一个安静的活动，而不是一直担心睡不着的事情。

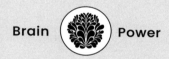

Brain Power

第三部分

体育运动

如果你只能选择一件让你大脑的各项能力保持最佳水平的事情去做，我会建议你选择运动。作为一个物种，我们的进化是为了保持活跃，而且不乏证据表明，我们越来越多的久坐的生活方式（与我们祖先的生活方式十分不同）正在对我们的整体健康状况造成损害。包括肥胖症、糖尿病和心血管疾病在内的疾病都与我们久坐少动的倾向有关。

我们将在本书的这一部分中发现运动的好处，以及不做运动所带来的风险，不仅和身体健康有关。体育活动对我们的大脑也有深远的影响，无论你是做一次运动还是做一个健身迷都是如此。

已得到最充分研究的领域之一是情绪。经常锻炼的人都了解那种一次成功的健身之后的感觉，以及当你不能运动的时候（如在受伤后），精神上有多难受。而这一点也得到了科学的验证。正如我们在第十三章中所看到的，运动能以各种方式改善情绪，并能帮助缓解抑郁症和焦虑症等问题所带来的症状。

如果你想要变得更聪明，健身也是一个明智之举。正如我们在第十二章中所探讨的那样，保持运动有助于提高儿童和成人的学习能力、记忆力、注意力和创造力。

在第十一章中，我们将讨论可能是运动最令人振奋的前景：保持运动可以避免随着衰老而患上阿尔兹海默症，甚至可以扭转阿尔兹海默症的一些症状，改善那些已经患有阿尔兹海默症的人的认知能力。我们还将在第十四章和第十五章中探讨通过瑜伽和冥想实现身体和心灵之间的联系，它们所带来的好处，以及潜在的隐患。

因此，当一项又一项的研究证明运动可以改善我们的整体生活质量，也不令人惊讶了。所有这些都表明，训练你的身体确实也让你的头脑进行了彻底的锻炼。然而，在全球范围内，几乎 1/4 的成年人没有做足够的体育锻炼，80% 的青少年也是如此。根据世界卫生组织的数据，自 2001 年以来，全球的体育锻炼水平没有改善。这个问题在高收入国家尤其明显，包括欧洲和美国。在德国，只有 12% 的青少年和 46% 的成年人符合体育活动指南中的标准。[1]在美国，大约一半的成年人没有做足够的有氧运动，[2]78% 的人没有达到有氧运动和力量训练的标准。相反，青少年和成年人每天几乎有 8 个小时的时间是坐着的。[3]考虑到运动对认知的影响从多年轻就会开始，以及早期的教育成就对以后的生活成功有多重要，我们都应该多运动，并让我们的家人也运动起来，这似乎是无须多言的。对于那些对正式的运动不感兴趣的人来说，好消息是，我们并不是为了在跑步机上跑步而进化的；我们只需要找到停止静坐的方法。大脑的提升将随之而来。

第十一章

运动是预防阿尔兹海默症
的关键方法之一

下次当你为锻炼的动力而挣扎时，试着和未来的你聊一聊。对我们大多数人来说，运动是一件当下的事情。当我们穿上运动鞋，挥洒汗水时，通常是为了某种直接的目标——变得更健美，看起来更苗条，感觉到内啡肽的嗡嗡声。

所有这些都可以成为我们运动的非常好的动力，即使在感觉很辛苦的日子里。但是，如果有人告诉你，你的每一次跑步，你举起的每一个哑铃或做的每一个俯卧撑，都可以帮助你在未来的几十年里保持头脑敏锐呢？你可能会开始把它看作是长期储蓄——现在的一点努力可能会在几十年后带来巨大的红利。

正如我们将在下一章中了解到的那样，运动可以在各种方面促进大脑的功能，从微调我们的记忆到激发创造力，以及提升与更高的智商有关的认知处理能力。但是，运动对我们个人和整个社会最显著的作用之一是帮助大脑在我们年老时避免阿尔兹海默症。

我们听过很多关于阿尔兹海默症的说法，但它到底是什么？阿尔兹海默症是一个涵盖了多种疾病的总括性的术语。

这些疾病，其中最常见的是阿尔兹海默症，是由大脑的异常变化引起的，会导致认知能力的下降，如记忆力、问题解决能力和语言能力，其严重程度足以干扰日常生活。全球约有 5 000 万人患有某种形式的阿尔兹海默症，预计这一数字在未来十年将上升至 8 200 万。阿尔兹海默症占所有阿尔兹海默症病例的60% ~ 80%，但还有其他几种类型的阿尔兹海默症，它们有不同的病因。所有这些疾病都是大脑受到某种损害所造成的，但我们仍然不完全了解这种损害是如何形成的，以及它是如何导致症状的，尤其是对阿尔兹海默症。例如，阿尔兹海默症的一个常见迹象是蛋白质在大脑中的堆积，称为 β - 淀粉样蛋白和涛蛋白。特别是淀粉样蛋白可以凝结成大的黏性斑块，人们认为这种堆积会损害脑细胞，使它们无法正常交流，特别是在海马体等重要记忆脑区。

然而，有些人的大脑中有大量的淀粉样蛋白，但没有任何症状。同时，用药物治疗这些蛋白质堆积的尝试在很大程度上是失败的，而且目前还没有治愈阿尔兹海默症的方法。正因为如此，科学家们正在寻找对这种疾病的其他解释和新的治疗方法（详见第六部分）。

生活方式的选择

阿尔兹海默症经常被认为是衰老过程中正常或不可避免的一部分，但事实并非如此。2020 年，由著名的《柳叶刀》杂志召集的专家组发表了一份关于阿尔兹海默症风险的报告，发现有 40% 的病例也许可以通过饮食和运动等生活方式因素来预防[①]。

当然，你也可以从另一个角度来看——多达 60% 的阿尔兹海默症病例是不可避免的。遗憾的是，许多人无论在生活中做出什么样的选择，都会出现阿尔兹海默症，这可能是由于不幸的基因或其他我们还不知道的因素造成的。因此，我们当然需要继续寻找治疗方法和治愈方法，以帮助那些患有各种形式阿尔兹海默症的人。

不同种类的阿尔兹海默症

阿尔兹海默症：最常见的阿尔兹海默症形式，占所有病例的60%～80%。其特征包括神经细胞的受损及死亡，可能是由大脑中的标志性蛋白质斑块和缠结造成，会导致记忆力和认知能力的逐渐丧失。

血管性痴呆：第二常见的阿尔兹海默症类型。由血流受损造成大脑受损，通常是因为中风。对思维能力的影响将取决于损害的程度和部位。

额颞叶阿尔兹海默症：由于大脑颞叶或额叶的神经细胞丧失而导致的疾病的总称，会引起行为和性格的改变，以及处理语言的问题。有些类型病发得很早，常常影响到40多岁的人。

路易体阿尔兹海默症：我们还不知道是什么原因导致这种类型的阿尔兹海默症，但它的特点是大脑中一种叫作 α‑突触蛋白的蛋白质的异常堆积。这些沉积物被称为路易体，似乎会导致大脑中的化学变化，影响情绪、运动、行为和记忆。

帕金森病阿尔兹海默症：虽然帕金森病主要被归类为运动障碍，但估计有50%～80%的患者会在某个阶段发展为阿尔兹海默症。

混合性阿尔兹海默症：与不同类型的阿尔兹海默症相关的大脑变化同时发生；例如，与阿尔兹海默症相关的斑块与血管性阿尔兹海默症中的血流问题同时发生。

尽管如此，我们可以做些事情来预防这么多的病例，也是一个很重大的事实，而且并非总是被承认的。事实上，直到21世纪初，研究人员在考虑什么是老年健康的时候才考虑到心理健康。在那之前，精神衰退被认为是随着年龄增长的正常现象。当你知道患有某种形式的阿尔兹海默症的人的数量时，你很快就会明白这 40% 的比例有多巨大。像阿尔兹海默症这样的疾病在症状开始之前就已经在大脑中开始了，有时甚至早了几十年，因此找到任何方法来预防损害的产生是加倍重要的。不仅如此，预防并不是一切。即使是找到推迟精神衰退的方法也会产生巨大的影响。根据一些估计，将阿尔兹海默症的发病时间推迟 5 年将使该疾病的总发病率减少 1/3。

那么有什么方法是有效的呢？正如我们将在本书中发现的那样，有很多东西已经被证实可以锻炼我们的心智肌肉，但运动是其中最有希望的方法之一。

有令人信服的证据指出，运动可以使大脑保持年轻。这项研究表明，进行适度体育锻炼的老年人的大脑比不锻炼的人的大脑看起来年轻 10 年。来自迈阿密大学的研究人员测试了 876 名平均年龄为 71 岁的人的记忆力，并使用磁共振扫描仪分析了他们的大脑健康状况。在研究开始时，那些进行锻炼的人在测试中表现更好，而他们五年后的得分也明显好于那些不锻炼的人。[2]（值得注意的是，所有参与者的得分都比开始时差——你可以把这看作是变老的必然代价，而且是预料之中的）。锻炼的人也有更好的认知处理能力，他们的齿轮比那些没有锻炼的人转得更快。然而，有趣的是，研究团队发现，只有在人们出现认知能力下降的初始症状之前就开始锻炼，才能看到这样的效果。因此，运动可以有所帮助，但它不太可能扭转你已经开始的进程。这也是为什么越早开始越好的另一个原因。

虽然像这样的结果令人振奋，但运动和认知功能之间的关系并不是绝对明确的。与饮食类似，要想弄清生活方式因素（如运动）对大脑健康或阿尔兹海默症风险等具体结果的影响是很困难的，因为我们所做的很多事情都是紧密联系在一起的。例如，一种可能的情况是，运动更多的人也有更好的涉及大脑健康的基因，或者更有可能认真对待饮食健康。虽然有可能从研究中去除这些混淆变量，但它们会妨碍我们获得明确的结果。有一种能对运动的影响有所了解的方法是将许多不同的研究结果汇集在一起，这些研究的样本量可能比我们希望的要小一些，或者只观察了特定的人群，那么看看他们的结果汇总在一起是否能让我们更好地了解证据所指向的方向。

近年来，有两项被称为元分析的研究，探究了运动对认知的影响。一项元分析汇集了 15 项研究，总计超过 3 万名参与者，对他们进行了 1 ~ 12 年的跟踪研究。研究发现，经常锻炼可以将认知能力下降的风险降低近 40%。即使是低度到中度的运动也是有益的。另一项分析包括 45 项不同的研究和 10 万人的样本量，持续时间长达 28 年。它发现，当人们进行定期、中度或高强度的运动时，运动可将出现认知问题的风险降低 20%。

这些结果对于已经在锻炼的人或那些希望通过锻炼来获得健康大脑的人来说都是好消息。特别令人鼓舞的是，研究发现即使是中强度的运动也是有益的。你不必每周跑一场马拉松来让大脑获得这些益处。

然而，值得注意的是，在科学领域经常是这样，并非所有的研究都对这些运动的益处达成一致。大型随机对照试验是科学研究的黄金标准，而其中一项这样的研究招募了超过 1 600 名年龄在 70 ~ 89 岁之间的老年人，让他们在两年内遵循适度的锻炼计划或参加教育研讨会。不幸的是，在时间结束后，两组之间的认知受损或阿尔兹海默症的程度没有明显的区别，除了那些超过 80 岁或之前很少进行体育活动的人。因此，我们仍然需要进行更多的研究，以确定在涉及阿尔兹海默症时，究竟哪些人能从运动中受益最多。即便如此，总的来说，已有的研究证据是有说服力的，根据《柳叶刀》杂志组的研究，我们可以通过定期的体育锻炼将全世界的阿尔兹海默症发病率降低 3%。

运动强度	心率（次/分钟）	训练对大脑的益处
最强	171 ~ 190	提升 BDNF 的水平，BDNF 是一种可以帮我们长出新的脑细胞、缓解焦虑的蛋白质
强	152 ~ 170	有助于长出新的脑细胞，改善情绪
中	133 ~ 151	保持年轻的大脑，改善记忆力，改善认知处理并有助于预防抑郁症
轻	114 ~ 132	增加大脑体积，减少认知衰退的风险

健身的优势

那么，运动到底是怎样带来了这些益处呢？有几种可能的解释，而答案很可能是这些解释的某种组合。关于运动和抵消阿尔兹海默症之间的联系，可能我们最了解的就是运动对身体的影响，而这些又会影响大脑。

正如我们在第一部分中发现的那样，大脑是贪婪的。它消耗了大量的能量，需要通过循环系统不断地为它供应氧气和营养物质。锻炼有助于保持这个血管网络的健康，保持血压在较低的水平。这之所以很重要，是因为研究表明，高血压会损害血管，而这可能与认知能力的下降有关，并且也是阿尔兹海默症的一个风险因素。因此，运动可能会保持整个系统的良好工作，同时为大脑提供营养。

多少运动量才够

根据一家顶级的阿尔兹海默症慈善机构的说法，运动是你可以做的、预防阿尔兹海默症的、最好的事情之一。他们建议，每周你应该争取做到以下两种中的一种：
- 150 分钟的中强度有氧活动，如快走、骑车或推除草机
- 75 分钟的剧烈有氧活动，如慢跑、快速游泳或骑车上坡

你还应该做一些需要力量的抗阻活动，每周两次锻炼你的肌肉，比如：
- 在花园里做挖掘工作；或者运动，如俯卧撑或仰卧起坐；或者，你还可以参加既有有氧活动又有抗阻运动的活动，如足球、跑步、无挡板篮球或循环训练（轮番进行不同的项目训练），而且你可以慢慢开始，每次只需 10 分钟就好。

锻炼还可以降低患糖尿病和肥胖症的风险，这两种疾病都是日后患阿尔兹海默症的重要风险因素。据估计，40 岁时肥胖会使阿尔兹海默症的风险增加 70% 以上，[③]而且对肥胖者大脑

的扫描显示，他们大脑的结构和功能发生了变化。这在中年时期尤其如此：与研究显示运动的老年人的大脑看起来年轻10岁相反，肥胖者的大脑扫描结果可能看起来比他们本来的年龄要老10岁。

正如我们做出的许多生活方式的选择一样，基因似乎也发挥着重要的作用。2020年发表的研究报告在研究运动和饮食对双胞胎大脑的影响时发现，在我们衰老的过程中，运动在多大程度上可以对我们的精神肌肉产生影响与某种基因的存在有关。这意味着，虽然"好"基因可以帮助你的大脑保持年轻，但你需要做出正确的生活方式的选择（如饮食和运动）才能看到效果。反之，同样的生活方式选择对那些没有"好"基因构成的人来说，其效果可能会小得多。④

这项由伦敦大学国王学院的神经科学家桑德琳·图雷博士带领的基因研究，还暗示了运动可能在我们衰老过程中保护我们的大脑的另一种非常不同的方式。直到最近，人们还认为成年人不能产生新的脑细胞，我们只会随着年龄的增长而失去它们，但我们现在知道情况并非如此；只是这种神经生成在成年后只发生在少数特定的区域，其中最重要的是海马体。

海马体是一个涉及学习、情感和记忆的关键区域，根据图雷的说法，当我们50岁时，我们将替换掉我们出生时在这个大脑区域的所有神经元。⑤她和其他同事发现，这些新的神经元在记忆和学习中起着至关重要的作用，而促进这些新细胞生长的关键方法之一是通过运动，饮食的选择也有帮助（关于神经发生，以及如何生长新的脑细胞，见第十六章）。

锻炼还可以减少炎症，以及减少自由基的损害，这两者都可以减少淀粉样蛋白的堆积。

健康的大脑　　　　　　　　　阿尔兹海默症晚期的大脑

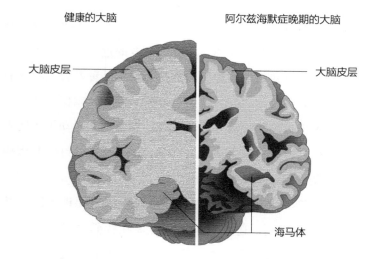

大脑皮层　　　　　　　　　　　　　　　　　　大脑皮层

海马体

最后，荷尔蒙也可能与此有关。阿尔兹海默症患者往往有一种叫作鸢尾素的激素水平低，这种激素在我们运动时由肌肉产生。2019 年一项对小鼠的研究发现，阻断这种激素会导致记忆和学习问题，然后可以通过重新引入它来恢复。[⑥]也许有一天，甚至可以吞下一种药丸就能人为地增加这些激素，让我们不费吹灰之力就能获得运动产生的有益效果。而现在，在我们能够弄清楚到底发生了什么之前，还需要进行大量的研究，而获得运动益处的最好方法是运动。

有价值的运动

那么，问题就变成了哪种运动是最好的，以及我们需要做多少运动。如果我们想让血液流向大脑，有氧运动似乎是关键，[7]但正如我们之前从那些元分析中看到的，即使是中强度的运动也足够了，像快走或只是修剪草坪也可以。[8]

10 件可以降低你得阿尔兹海默症风险的最好的事情，现在就可以行动起来

1. 不要抽烟。如果你抽烟，试着戒烟吧。即使是在老年戒烟也会降低阿尔兹海默症的风险。

2. 找到能挑战你大脑的工作或爱好。从事具有认知挑战性的工作的人在退休前往往表现出较少的认知衰退，而且，研究发现在退休年龄较早的国家，人们认知能力的下降幅度更大。

3. 经常锻炼。这可以通过降低肥胖和糖尿病的风险来预防阿尔兹海默症，而且还可能会有助于新的脑细胞的生长。

4. 经常社交。社会接触似乎能提升认知储备，这是一种对大脑老化影响的缓冲。

5. 减少酒精摄入。我们了解到酒精和阿尔兹海默症之间的联系已经有几十年了。你应该将饮酒量限制在每周 21 个单位以下。

6. 保持低血压。治疗高血压是唯一已知的有效预防阿尔兹海默症的方法。

7. 尽量避免头部受伤。车祸和接触性运动等造成的每一次脑部伤害都会增加阿尔兹海默症的风险。这甚至包括轻微的损伤，如脑震荡。

8. 必要时佩戴助听器。听力损失与认知能力下降密切相关，但只有那些不戴助听器的人才会这样。

9. 吃健康的饮食。世界卫生组织建议，地中海式饮食有帮助预防阿尔兹海默症的潜力，也不会有任何危害。

10. 尽可能地避免空气污染。空气污染似乎对阿尔兹海默症有一定的影响，可能是因为它损害了大脑的血管，或导致了其他心血管问题。

然而，有迹象表明，更高强度的运动是更好的。一项对瑞典女性的研究发现，那些在中年时体能较好的人可以在以后避免与年龄有关的记忆丧失。研究用固定的运动自行车来测量她们的心率，并在 40 多年后对他们进行了随访调查。与那些中等体能的人相比，在那些被评为高体能水平的人中，阿尔兹海默症的发病时间平均推迟了 9 年半。无论你的运动目标是什么，保持运动的关键是找到你喜欢的方式，让你的心脏跳动起来，而且你应该尽早开始。不仅你的头脑会在当下感觉更敏锐，未来的你也会感谢你自己。

第十二章

运动能增强你的脑力

由于拥有着大脑袋和高度复杂的社会，我们人类总是认为自己在智力方面就算不是第一名，也是名列前茅的。然而，我们的发明能力和创新能力却让我们陷入了困境。由于我们的现代技术的发展，特别是互联网，我们现在几乎可以找到生存所需的一切，从我们的下一顿饭到我们的下一个情人，都可以躺在沙发上舒舒服服地找到。我们可能对自己感到很满意，但这种生活方式不仅使我们的腰围变粗，使我们早早地进入坟墓，它也使我们的智力变迟钝。这可不是什么聪明的事情。

坐得太多、动得太少会带来很多后果，这已经不是什么新闻了。早在 2008 年，一组研究人员对反对久坐的证据的体量感到震惊，他们深思：①像坐在椅子上这样普通的事情，归入其他对健康的主要危害中是否合理？如果站立式办公桌革命有任何意义的话，这个问题的答案现在是一个响亮"是"。坐着被媒体称为"新的吸烟"，这主要是因为我们似乎不能仅仅通过每天慢跑来完全消除一天的久坐所造成的损害。从进化角度看，人体适应的是一天的大部分时间都在活动，避免沙发的诱惑是我们可以为自己的健康做的最简单的事情之一。

表观遗传学变化

在过去的 20 多年中，我们逐渐发现环境可以对我们的基因造成强大的影响。环境不会改变基因编码本身，但可以改变某些基因的开关，改变它们工作的方式。这些被称为表观遗传学变化，它们可能会因为我们的生活方式选择而变化，因此也为长久以来存在的先天与后天的争论又增加了一个层面。对于大脑来说，似乎这些对我们基因活动的改变可以影响大脑的可塑性、大脑功能和新脑细胞的生长。其中一种理论是，运动也许可以带来这种基因工作方式的改变，继而影响大脑功能。

至于保持运动能带来的认知方面的益处，就连古希腊人也曾提出，健康心灵在健康身体中。据说，希波克拉底曾说，"如果我们可以给每个人适量的营养和运动，那么我们就找到了通向健康的最安全的方法"，尽管他那时并不知道他发现了什么。得益于过去几十年的研究，我们现在知道，保持运动可以提高各种思维技能，从记忆力和注意力，到儿童的整体学业成绩，以及那些最重要的执行功能——一套用于控制其他认知过程和行为的认知技能，包括前瞻性计划和自我控制。不可否认的是，如果要保持大脑敏锐，那么保持身体的活跃是很重要的。

有意思的是，我们也逐渐认识到，运动并不是平等的，不同类型的运动以不同的方式影响我们的认知。就像我们可能会选择普拉提来延展肌肉，选择瑜伽来获得灵活性，选择跑步来强健体能，选择举重来变得强壮一样，我们选择的体育活动类型可以塑造和强健大脑，就像它对身体所做的一样。

有氧运动的优势

运动是让你的精神肌肉变得更灵活的关键之一，是增加血液向大脑流动的方法之一。因此，有氧运动这种可以让血液流动的运动，已经被一再证明是尤其有效的。它可以提高记忆力和注意力，还可以使人们减少判断错误，就像是大脑更善于自我监控了。一种得到多项研究支持的思路是，有氧运动促使大脑中新血管的产生，并促进新神经元的生长，[②]特别是在对记忆至关重要的海马体中。更多的血液流向大脑也意味着有更多的机会泵送蛋白质和其他分子，我们知道这些分子是在运动中产生的，也参与了这些新脑细胞的生长。有氧运动和阻力训练中都会发生的肌肉收缩也会让各种分子被释放到血液中，这些分子会作用于大脑。其中最重要的似乎是 BDNF，一种在神经发展中起关键作用的蛋白质，而且还产生了改变大脑中细胞交流方式的分子。

由于儿童时期的大脑发育非常快，这一领域的许多研究都集中在儿童和老年人（老年人的大脑变化也更快，但朝着反方向）身上。我们生命中的这些时期，环境因素（如运动）对大脑的影响特别强烈。然而，对于早年或中年的成年人来说，结果会比较复杂。

在学龄期前后，我们的大脑会经历快速的发展，建立起新的回路和连接，让我们能够掌握新的技能，如控制自己的行为、同时处理多项任务和在分心的情况下保持专注。在这个关键的窗口期，大脑对身体的活动所带来的影响会非常敏感，很多研究表明，对于学龄期儿童来说，保持运动可以带来巨大的变化。不运动和体能差与儿童的学习成绩不以及标准认知测试的得分较低有关。不过，单次运动和定期运动都曾被证明可以提高学习成绩、认知功能和注意力。

运动创造了我们复杂的大脑吗

一个健康的体魄可以带来一个健康的心灵，这一点是毋庸置疑的，研究已经表明运动能带来各种认知能力的提高，甚至预防阿尔兹海默症。

但这是为什么呢？运动对大脑强大的影响力使一些科学家想到，我们可能把顺序弄反了，运动也许不仅是帮助我们的大脑表现更好，可能正是运动让我们的大脑进化成更复杂的样子。人类比我们的近亲更有耐力，而似乎对于哺乳动物来说，大脑的大小与它们的耐力有关。也许当我们进化为体力更好的物种时，一个副产品就是我们的大脑变得更聪明了。因此，运动可能正是让我们变得聪明的原因，并且最终让你成了你。这样的反思应该有助于我们所有人更愿意经常运动，无论我们的年龄如何，也无论天气如何。

运动也可以改变儿童的大脑，③那些身体更强健的儿童往往有更大的大脑区域参与信息处理和关系记忆（涉及形成联想的记忆类型——例如，将一周前遇到的人的脸和他的名字联系在一起，同时记住你们谈论的内容，以及所有这些发生的地点）。

随着体育活动的增加，儿童的感知力、创造力、数学能力和语言能力也都会随之提高，而且运动还可以改善患有注意力缺陷多动障碍（ADHD）的儿童的认知能力。所有这些都充分证明了将运动贯穿于学校生活是多么重要；即使是短暂的活动也能帮助孩子们集中精力完成任务。当一节课中安排一个10分钟的"活力时间"时，学生们在活动后会注意力更加集中，甚至会减少犯错。但是，尽管运动对孩子们有显著的好处，我们知道许多孩子仍然未能达到指南所建议的日常运动量。

举铁（力量训练）

对于老年人来说，抗阻训练（你的肌肉要对抗一个反作用力来工作的训练）似乎是保持大脑敏锐的一个好的选择。除了BDNF以外，它还可以激发另一种分子的释放，这种分子被称作胰岛素生长因子1（IGF1），能强化神经元的生长和存活，并且也和优秀的认知表现有关。力量训练还会带来大脑中与改善执行功能有关的功能变化。

如果你认为举重训练应该是年轻人做的，那你就大错特错了：当患有轻度认知障碍（MCI）的老年妇女（因此有患阿尔兹海默症的风险）每周进行两次力量训练，并持续6个月后，她们在注意力和记忆力测试中的得分比那些做有氧运动或拉伸运动的人要高。握力是整体肌肉力量的一个很好的代表，也被证明可以提高65岁以上人群的记忆力、反应时间[④]及空间和语言认知能力[⑤]，而且可以提高注意力和推理能力。其实，肌肉对大脑的影响强大到甚至可以作为认知能力下降的预测指标——如果你的握力下降了，你的思维能力可能也会随之下降。[⑥]

令人高兴的是，阻力训练中带来的很多改善是可持续的，在训练期结束后会持续一年或更长时间。而且你不需要在健身房里举铁——做自重训练，如做俯卧撑和深蹲，应该就足够了。

多大的运动量才足以训练我们的精神肌肉？一项令人信服的回顾研究发现，在至少 6 个月的时间里，持续 45 分钟 ~ 1 小时的运动对认知能力最有益。为了从一次辛苦的锻炼中获得最大的认知效果，每次应该持续 11 ~ 20 分钟，更多的锻炼似乎不会带来更多的效果。巧合的是，最大的认知益处也出现在运动后 11 ~ 20 分钟之间。在刚运动完的 10 分钟内，认知能力会有短暂的下降，所以如果你是为了提升大脑的表现而运动，在开始工作之前先给自己 10 分钟的时间来恢复。

虽然这是我们目前最好的建议，但我们其实还不知道对大脑来说最佳"剂量"的运动是多少，所以这些研究结果也需要酌情考虑。而可以明确的是，你应该尽量避免长时间坐在椅子上。其中一种方式是找到更活跃的坐姿。游牧社会是我们进化后的生活方式的一个很好的代表，他们每天花几个小时以蹲姿休息，使腿部和核心的肌肉得到锻炼。因此，为什么不试着在你的腿上阅读本节的其余部分。如果做不到这一点，就定期起来休息。为了达到最佳效果，选择一系列不同的活动，让你的身体和大脑都能得到全面的锻炼。

提升大脑表现的训练诀窍

1. 虽然没有一种具体的促进增强记忆力的 BDNF 分子释放的办法，但一般性的公式是：强度 + 时长 + 频率。因此，要想获得最佳效果，就得努力、长期、经常地去做。

2. 如果你可以选择，那么就选让我们需要灵活机动的开放性技能活动，如羽毛球、曲棍球和足球，这需要我们不断适应持续变化的环境。封闭式技能活动（如跑步）是非常可预测和在我们控制范围内的，与其相比，开放性技能活动会带来更大的 BDNF 提升——这可能是因为它们需要更多的注意力（也可能是因为它们更有趣！）。

3. 如果你在复习考试，试着在活动中复习。在一项参与者需要学习新的波兰语词汇的研究中，如果参与者一边走路一边学习，他们记住的新词汇更多。

4. 不需要过度思考：仅仅一次的运动就足以提升大脑的执行功能、思维速度、注意力、记忆力及一般性常识。

5. 自控力不足？运动可以有帮助。有一项研究发现，仅 15 分钟的中强度运动就可以降低对吸烟的渴望，甚至抑制了驱动这一冲动的大脑区域。

第十三章

运动能增强你的心理健康

读到现在你可能已经注意到了一个模式：运动和大脑健康是相辅相成的。因此，当你听到锻炼可以给你的心情也带来巨大的益处的时候，你应该已经不会感到惊讶了。事实上，即使这么说也是低估了运动的好处。有研究指出，运动的效果可以和我们现有的治疗某些情绪障碍的标准疗法一样好，甚至更好。

由于已经有太多研究在探究运动对我们心理健康的影响，为了把这些讲清楚，我们可以从不同种类的研究入手。首先，有一些研究是试图了解运动对总体情绪状态的影响，另一些是针对运动对焦虑和抑郁症状的影响。

另一个很大的区别是有些研究是针对单次运动的效果，另一些则在了解更长时间、更有规律的运动方式的效果。换句话说，是一次跑步就够了，还是你需要成为一个专注的健身狂人？

令人感觉良好的因素

让我们从一般性的情绪开始。抛开心理健康问题不说，运动能帮助你增加积极情绪吗？你可能听说过"跑者的兴奋"，有很强的证据表明，运动能让人在几小时内感受更积极。但是很多关于运动和情绪的研究的问题是，它们是在实验室里进行的，这就可能会让结果不那么真实——你在公园里慢跑，和被一屋子的科学家看着在固定的自行车上骑自行车相比，可能感觉很不一样。因此，有研究回顾了人们在自然环境中锻炼时的感受。总的来说，研究发现，运动可以增加人们的积极情绪，让人们感到更有活力。[①]

至于情绪障碍方面，研究结果还存在争议。有强有力的证据表明，运动可以有效地治疗轻度和中度的抑郁症，可以是单独有效或与其他治疗相结合来起效，在青少年人群中尤其显著。[②]但是在成年人中，现有的一些研究出现了不同的结果。

还有一个问题是，你需要做多少运动才能获得这些效果。许多研究表明，更多的运动是更好的，但许多研究规模太小，我们无法从中得出确切的结论，当然也无法告诉你哪种运动是最好的。这一点很重要，因为告诉人们运动可以改善他们的心理健康是一回事，他们可以自由选择任何适合他们的运动，而如果他们需要在一定的时间内进行特定的运动才能看到效果则是另一回事。换句话说，运动是一种普遍的药物吗？还是说它更像一个药箱，不同的人需要被开具特定类型的精确剂量？

为了弄清所有这些问题，2018 年，英国牛津大学牛津人脑活动中心的萨米·柴克朗德（Sammi Chekroud）和他的同事进行了迄今为止关于这个问题的最大规模的研究。他们分析了来自美国各地的 120 万人的信息，这些信息是从美国疾病控制和预防中心（CDC）定期进行的电话调查中收集的，历时数年。除了运动习惯，该调查还询问了人们许多其他信息，如年龄、种族和性别，以及他们的身体和心理健康，包括他们是否曾经患过抑郁症。这意味着研究小组可以比较运动对抑郁症的影响，并考虑到其他可能的因素。研究人员特别询问了参与者在上个月中有多少天经历过心理健康不佳的状况，包括像抑郁、压力和情绪低落。

被削减的症状

他们的发现相当惊人。与不运动的人相比，那些运动的人在过去一个月中精神健康状况不佳的天数减少了43%，而对于曾被诊断为抑郁症的人来说，这种影响更大。无论人的年龄、性别、种族或收入如何，都能看到这种运动对心理健康的有利影响。

这些发现与印第安纳州美国运动医学学院的"运动就是医学"公共健康倡议行动所发表的报告相吻合。该报告总结了所有关于运动和健康的科学证据，包括其对大脑的影响，并发现运动是预防抑郁症的有效工具。例如，一项对30多项长期跟踪研究的综述研究发现，人们做的运动越多，以后出现抑郁症的可能性就越小。即使是少量的运动也是有益的——每周150分钟就有效果。[③]而对于每天进行30分钟体育活动的人来说，患抑郁症的概率几乎减少了一半。反之，久坐的行为似乎会增加患抑郁症的风险。

那么，这为运动可以减少抑郁症的风险提供了有说服力的证据，对于已经有诊断的人也有好消息。2014年瑞典研究人员进行的一项研究发现，有一致的证据表明，运动可作为治疗抑郁症的一种有效方法，它在减少症状的程度上与其他干预措施（如认知行为疗法或抗抑郁药）相同。[④]运动似乎对减少患有临床抑郁症的年轻人的症状也有很大影响。[⑤]即便如此，还存在的挑战是，对抑郁症患者来说，出去运动并不容易。

什么是焦虑

焦虑障碍是最常见的心理障碍之一，目前已有几百个研究在探究运动对治疗焦虑症是否有帮助。我们对焦虑这个词再熟悉不过了，但是它到底是什么？"运动就是医学"倡议的报告中把焦虑定义为"一种可以被觉察到的心理生理情绪状态，最常见的特征是忧虑、恐惧或对恐惧的预期、担心、紧张和因自主神经系统激活而产生的身体感觉（例如，肌肉紧张度增加、心率升高、出汗）"。这是一种正常的人类情绪，是帮助我们应对威胁的"战斗或逃跑"反应的一部分，但当我们的想法和行动在即使没有明显的原因也会发生这种变化时，或者当我们的反应与事件不相称和无法控制时，它就会成为病态，导致临床焦虑或焦虑症。随着我们生活方式中的压力越来越大，即使对于没有临床障碍的人，焦虑的感觉也很常见。

对于有焦虑问题的人来说，运动从直觉上来讲就是一个好办法，它可以帮助我们清空思绪繁多的头脑。无论是一次性的训练，还是有规律的习惯，运动都可以帮助那些被诊断为临床焦虑症的人，以及那些仅仅是感到不安的人。事实上，在这里，运动也被证明至少与焦虑症的标准护理治疗一样有效，甚至更有效。

富有力量的活动

跑步是一种选项，但举铁是能让人感觉良好的真正的重磅选手——力量训练已被证明可以减少健康成年人的焦虑感，帮助那些被诊断为抑郁症的人缓解症状，还可以提升自尊心。

运动对情绪的潜在益处是相当可观的，对于一般性情绪的提升，以及对于抑郁症和焦虑症的改善都是如此。在某些情况下，它和我们平常使用的治疗方法和药物一样好，不过你不应该在没有和医生商量的情况下停止服用任何药物。但是，如果运动真的是药物，那么我们必须回到那个重要的问题上：什么类型和什么剂量是最佳的？

在萨米·柴克朗德和他的团队进行的大型研究中，所有类型的运动都与精神健康负担的减少有关联，但有些运动比其他运动的关联更显著。有最强相关性的是团队运动，然后是骑自行车、有氧运动和健身房锻炼。即使是做家务，也能使心理健康状况不佳的天数减少近10%。瑜伽和正念运动被发现比散步更有益（本章后面会有更多关于正念的内容）。这些好处与良好心理健康的其他预测因素（如更好的教育或更高的家庭收入）相当，而且往往更大。

顶峰表现

研究者还发现，更多的运动并不总是更好的。在大多数运动中，30 ~ 60分钟的运动时间（在45分钟左右达到顶峰）与最低的心理健康负担有关。在某些类型的运动中，超过这个时间的运动似乎会抵消所有的好处，人们最终的心理健康状况比那些完全不做运动的人更差。以慢跑为例，大约45分钟后，对心理健康的益处达到顶峰，然后又开始变糟。就骑自行车而言，对心理健康的益处在 45 分钟后达到顶峰，但此后就一直很平稳。

当研究人员观察了人们每周运动的次数时，似乎也看到了类似的情况。与每周训练少于 3 次或多于 5 次的人相比，那些每周训练 3 ~ 5 次的人，从运动中获得了对心理健康更大的益处。这对所有强度的运动都是一样，尽管一般来说，剧烈运动被证明比中度或轻度运动更有益。总的来说，每周锻炼 2 ~ 6 小时的人报告的心理健康不良的情况最少。

这项大型研究并不完美。因为它是横断面的，这意味着它观察的是一个特定时间点上的人群，而不是试验或干预，后者会观察人们在开始健身计划之前和之后的心理健康。这意味着我们不能肯定地说运动导致了这些效果，只能说是代表了关联性。该研究还依赖于人们对运动和心理健康的自我报告，这可能是不可靠的。更多的研究，例如，使用可穿戴健身追踪器进行被动监测来研究，也许可以帮助解决这其中的一些问题。

即便如此，这还是一项规模很大的研究，而且研究结果中提到，你并不需要每周做大量的剧烈运动，这对任何有兴趣开始运动的人来说都是一个好消息。看起来，只要 2 个小时就足够了。

团队合作者

我们还不能确切地知道运动是如何对心理健康有着如此深

远的影响的，但是已经有了一些重要的想法。首先，柴克朗德和他的同事们指出，团队运动最有益处的这一结果是有道理的，鉴于我们已经从其他研究中知道，社交活动会促进应对压力的心理韧性并减少抑郁（关于这一点，请参见第五部分）。团队运动的社交成分可能还可以帮助减少社会退缩和孤独感，而这些往往与抑郁症和其他心理健康问题相伴而行。

我们在其他章节中也看到，运动可以促进大脑中神经递质的产生，如 GABA 和谷氨酸，这些化学物质可以帮助脑细胞有效地相互交流。这似乎不仅可以改善记忆，也可以在情绪方面发挥作用，因为这两种神经递质的低水平与抑郁症有关。[6]而运动已被证明可以直接提高与情绪和健康密切相关的神经递质水平，[7]如多巴胺，大脑中所谓的奖励化学物质，可以让一些人在运动中可以获得欣快感或"跑步者的兴奋"。例如，研究证明，仅仅跳舞 5 分钟就可以提升人们的情绪，而且这种活动还可以向血液中释放内啡肽。[8]

所有事情都要适度

炎症可能是另一种途径。最近的一项小型研究让加拿大的 61 名健康的大学生以不同的强度进行了 6 周的运动 [高强度间歇训练（HIIT）、中等强度的连续运动或不运动] 并观察他们所报告的抑郁、焦虑和感知到的压力的变化。研究者还调查了他们血液中提示有炎症的化学物质（更多关于炎症对心理健康，特别是抑郁症的作用，见第二十五章）。研究小组不仅发现不运动的组别中抑郁症迅速增加，而且促炎症的化学物质水平也在增加，而在做中强度运动的组别中则相反。有趣的是，HIIT 组在研究结束时抑郁症较少，但感知到的压力水平及一些促炎症化学物质较高，这使得研究人员得出结论，中等强度的运动是最好的，而且运动可以通过减少炎症帮助缓解抑郁症的症状。[9]

泡澡时间的大脑益处

对一些人来说，运动并不是一种选择。得知抗抑郁药对 1/3 的尝试过它们的人不起作用后，约翰尼斯·瑙曼（Johannes Nauman）和他在德国弗莱堡大学的同事们一直在研究其他潜在

副作用较少的治疗方法。他们想知道热浴是否可以通过恢复昼夜节律来发挥作用，而抑郁症患者的这种节律也往往是不正常的。2017 年，他们进行了一项小型研究，实验组的参与者会在温泉中洗一个长长的热水澡，然后用毛巾和热水瓶包裹半个小时，而对照组则暴露在绿光下。与对照组相比，实验组的抑郁症状减少了 3 个点（用一个常用的量表测量）。为了进一步推进这一想法，他们决定将热浴与已知对抑郁症有益的东西进行比较：运动。45 名患有中度至重度抑郁症的人要么每周 2 次在下午洗一个长时间的澡，然后用热水瓶休息 20 分钟，要么做 45 分钟左右的例行运动。8 周后，那些洗热水澡的人的抑郁症分数平均下降了 6 分，而那些做运动的人则下降了 3 分。该结果尚未经过同行评审，但这项研究的意义对于任何喜欢在浴缸中长时间泡热水澡的人来说都是令人兴奋的。

有些心理健康的益处也可能与我们在其他章节中看到的运动引起的大脑变化有关，例如，那些给你带来认知提升的变化，如新脑细胞和连接的生长，以及像 BDNF 这样有助于大脑可塑

性的化学物质的提升。因此，与其过多地担心运动的力量背后的具体机制，你最好还是关注整体上运动对大脑的有益影响。

当你考虑运动对心理健康的影响时，最后要考虑的一个问题是，你在运动时感觉如何，而不仅是你在运动后感觉如何。并不出乎意料的是，研究表明，在实验室的研究中被要求做高强度运动的人，他们的情绪状态会下降——简单来讲，他们并不喜欢这样的运动。而你在运动时的感受将对你是否长期坚持运动产生很大影响。因此，虽然锻炼后会精神抖擞的承诺也许能激励你运动，但真正的关键是找到让你真正喜欢的东西，无论是舞蹈课、团队运动还是在树林里慢跑。这样做，你也更有可能在锻炼后保持微笑。

第十四章

瑜伽能改变你的大脑

在新冠病毒大流行的早期，当英国首次进入封锁状态时，我发现自己面临着《纽约时报》记者所说的"两个父母、两个孩子、两份工作、没有儿童保育（而且看不到尽头）"的困境。[①]那是一段压力极大的时期，我和丈夫会轮流工作，而另一个人则照看孩子，通过长时间的工作追赶进度到深夜。幸运的是，在那段时间里，我还对我的生活方式做了一个改变，我相信这是度过那段磨难的关键：我决定每天做一点瑜伽。

我在网上找到了一个免费的30天瑜伽课程，并发誓每天晚上孩子一上床就做20分钟左右的练习。我强迫自己去做，经常是不情愿地去做，抛开在另一边等待我的工作和家务的大山。而我在走下瑜伽垫后，不久就感觉到自己更平静、压力降低、头脑更清晰、注意力更集中、精力也更旺盛了。你可以很容易地把这些效果归结为我让自己从所有正在发生的事情中休息了一下，或者甚至只是因为我在做一种运动，我们知道这对大脑非常有益。但是，瑜伽本身似乎有什么特别之处，让它对我的大脑有好处。

在过去5年里，关于瑜伽对大脑影响的研究数量激增，这可能反映了它在西方越来越受欢迎的现状。2016年的一项调查估计，美国有3 670万人在练习瑜伽，比2012年的2 040万人有所上涨。[②]

调查中的大多数人似乎都在追求瑜伽的身体，而不是内心的平静，他们认为健身、健康和灵活性是他们参加瑜伽练习的动机，紧随其后的才是缓解压力。

不仅仅只是缓解压力

这些人对缓解压力的部分说的没错，现在已经有很多证据证明瑜伽可以改善情绪、降低压力，③但是经常打开你的瑜伽垫的好处并不止于此。即使是单次的瑜伽练习也被证明可以增加积极情绪的水平，如平静感和活力感，同时还可以降低疲惫感。④它还可以加强认知表现，包括反应时间和工作记忆。⑤而且，瑜伽已被发现可以减少一系列人群的抑郁和焦虑症状。⑥

那么，到底是什么让瑜伽对大脑有如此多的益处？首先，需要注意的是：瑜伽有很多种类型。有些类型的瑜伽会像是一个高强度的锻炼，另一些则很难提高你的心率。但是，所有的瑜伽与其他形式的运动不同之处在于，它的目的是将思想和身体结合起来。身体姿势不是最终目的，而是作为一种占据人的思想和解放头脑的方式。

不管你选择哪种类型的瑜伽，所有的瑜伽形式都包括对呼吸的专注，以及一些冥想的元素，或者如一些神经科学家所说的"主动注意成分"。也许正是这种运动、呼吸和正念的结合对大脑有特别强烈的影响。

如果你想验证这一点，看看瑜伽是否比其各部分的总和更重要，你需要将练瑜伽的人与只练习这 3 个元素之一的人进行比较，一些研究人员已经在这样做了。以一项研究为例，该研究比较了定期练习瑜伽和只做普通的拉伸运动的效果。⑦8 周后，那些做瑜伽的人在工作记忆方面有明显的改善。工作记忆是在大脑中容易读取的地方保留少量信息的能力，例如，在你寻找纸和笔的时候，在你的脑海中保留一个新的电话号码，它有助于诸如理解、计划和问题解决。[8]那些只是做拉伸运动的人没有出现这种改善。此外，瑜伽练习者在结束时感到压力变小了，压力荷尔蒙的水平也降低了。

更平静的大脑

另一个小规模的研究把瑜伽和另一种非常常见的日常轻度运动相比较：走路。在为期 12 周的研究中，两组人要么走路，要么做瑜伽，每周 3 次，每次 1 小时。在研究结束时，那些做瑜伽的人比步行组的人焦虑程度更低，情绪改善更大。[9]这项研究还提供了关于为什么会这样的线索。研究人员在参与者进行指定的运动后扫描了他们的大脑，发现瑜伽者的大脑中GABA 的水平更高。GABA 是大脑中的一种化学信使，或称神经递质，在平息我们的大脑活动中起着重要作用。

像 GABA 这样的神经递质只是瑜伽益处背后的机制的众多可能性之一，我们仍然不了解到底发生了什么。另一种说法是，瑜伽可能通过改变我们的脑电波活动来提高我们的情绪、注意力和记忆力。这可能听起来像灵性派的胡言乱语，但有一些证据可以支持它。我们知道，阿尔法脑波能让人产生更多的平静感。而研究发现，在进行涉及呼吸、冥想和身体姿势的瑜伽后，这些脑波的大小和频率会增加。同时，以呼吸为中心的瑜伽对贝塔波也有同样的影响，贝塔波往往在我们积极集中精力完成一项任务时最强，并与学术表现和算术能力有关。2015年发表的一篇文献对研究瑜伽练习对脑电波影响的现有文献进行了回顾，研究者得出的结论是："瑜伽训练课程后焦虑的明显减少和注意力的增加可能是由于脑电波活动的整体增加。"[10]

另外，瑜伽也许是在平息我们的"战或逃"反应，通过给与压力相关的身体过程带来积极的变化，如心率、血压、压力激素皮质醇的水平和细胞因子——那些与炎症有关的分子（关于压力的更多信息，见第二十九章）。

哪种类型的瑜伽

如果你刚接触瑜伽，要选择从哪里开始可能有些令人生畏，毕竟有那么多的选项——从非常需要体能的到更倾向心灵的。科学还没有给出答案，但根据你想要达成的目标，有一些提示表明哪一个是最好的。如果你想要感到更平静，那么选择一项包含静态姿势、呼吸和冥想元素的练习。如果目的是集中注意力，你可能想选择一种以呼吸为中心的练习。如果你想减压，可以选择一种更多基于冥想的方法，如阴瑜伽。

大脑的变化

也许最惊人的一种解释是，练习瑜伽可以引起大脑结构和功能的持久改变。这个想法来自对经常练习瑜伽的人的大脑扫描。与做其他类型运动的人相比，瑜伽练习者在他们大脑的几个区域中，包括在海马体中，有更多的灰质，即大脑中充满脑细胞和连接的部分。对压力很大的人来说，定期进行以冥想为基础的瑜伽也会导致杏仁核的收缩，[⑪] 杏仁核是大脑中处理恐惧和焦虑的区域。

科学性的审查

瑜伽对大脑有益处的证据正在增加，但是瑜伽已经成了一个巨大的产业，以至于有些人会宣传缺乏科学性的研究。无论是和瑜伽有关的还是和任何其他宣称有科学性的内容，你都可以用以下这个快捷清单来判断，你所阅读的内容是否值得认真对待：

1. 这项研究的规模有多大？越大越好。我们是在说上千人，而不是几十人。参与者是否多元化也很重要。

2. 这项研究是发表在一个有声誉的期刊上吗？它经过同行评议了吗？

3. 研究中是否有一个控制组，用来和实验组比较结果？也就是说，当一个研究在讨论瑜伽对大脑的影响时，是否有另一组参加者在做一种不同的运动，或者什么都不做？后者的大脑中又发生了什么？

4. 谁为这项研究提供了经费？提供经费的人是否会因为实验得到正面的结果而得到连带的好处？

5. 这项研究是在人身上进行的，还是动物身上进行的？（在正在讨论的对瑜伽的研究中，我们会预期只有人类在做下犬式）

6. 数据是如何被收集的——例如，研究是否要求人们记住他们在过去做了多少瑜伽？这样得到的数据有多可靠？

7. 研究者们是否考虑了其他因素，如年龄、教育水平和社会经济地位？

这些发现不仅能解释为什么有些人在做完一轮拜日式之后会感觉头脑更敏锐，还意味着瑜伽可能是一种潜在的可以避免痴呆与其他年龄相关的精神衰退的方式。

这是因为大脑中的灰质会随着我们年龄的增长而减少，而体育锻炼和正念练习都已经被证明可以对这种情况有保护作用（所以瑜伽应该也有帮助，因为它是身体活动和冥想的结合）。研究中大脑有更多灰质的人同时也明显报告了更少的认知失误。

那么，这对我们来说意味着什么呢？尽管瑜伽在印度哲学中有着古老的根基，但它在神经科学界的探究里仍然是一个年轻的议题。迄今为止的许多研究都是小规模的，而且瑜伽的种类之繁多使它更难研究。因此，我们确实需要更多的研究来了解它是否真的可以在大脑老化疾病中发挥作用，并找出它是否可以成为一种有效的干预措施来延迟这种衰退。不过这是一个令人兴奋的前景，因为瑜伽被归类为轻度运动，这意味着它几乎可以在任何地方进行，而且它也是可调整的，所以它对不同身体能力和任何年龄的人都是适宜的。

尽管这种全面的练习有很多好处，但我们还没有能够提炼出使人们感觉如此良好的秘密成分——我们需要大型的随机对照试验来实现这一点。如果研究还能了解，跟着瑜伽视频练习和面对面的课程是否有同样的效果，那也会很有趣。但是，如果我的隔离经验有任何可借鉴的地方，那就是你不需要一个花哨的工作室来获得这些益处——只需要一个瑜伽垫，你卧室的一个角落，以及能远离一天任务的 20 分钟左右的时间。

第十五章

正念

近年来，从名人代言到畅销书和大受欢迎的软件，冥想已经成为一桩大生意，尤其是在西方，这与它在东亚作为宗教或精神实践的起源相去甚远。

我们已经看到，融入了某种形式的冥想的瑜伽可以对大脑有所促进，所以如果说冥想本身也可以有所助益的话，也许并不令人惊讶。

练习冥想有很多方法，甚至有更多的定义，但一般来说，你可以把它看作是集中或平静心智的过程，其中最普遍的形式是正念冥想。

正念是对你的感官体验中所发生的事情的一种觉知，无论是你呼吸的感觉、食物的味道，还是你脚下的雪的声音。其中一个关键的元素是不加以解释、不带有评价地去体验这些感觉的能力。这里的意思是，我们可能会陷入我们的想法，以至于我们无法看到我们的思维模式或情绪是如何影响我们的行为的。你不需要通过冥想来保持正念，但它可以成为一种练习将思想集中在当下的有效的方式。定期的正念冥想还被认为可以帮助人们在一天的其他时间里也更加有觉察的能力。

边缘化的研究

在 20 世纪 70 年代科学家们首次将注意力转向冥想和正念时，它们还是研究的边缘领域，但在此后的一段时间里，围绕它们的科学讨论急剧增加，并在世纪之交的时候爆发了[①]。

一个颇有前景的领域是，正念可以改变我们对疼痛的感知，在这一点上科学界刚刚赶上佛教僧侣们几个世纪以来的认知。[②]

仅仅一周的正念冥想训练就可以对减轻疼痛感的强度有帮助，而长期的练习可以改变人们对疼痛的感知。

正念也被证明对治疗抑郁症和焦虑症有帮助，[③]而且似乎尤其有望成为帮助反复发作的抑郁症患者预防复发的方法。在一项研究中，400多人要么接受了标准的抗抑郁药治疗，要么接受了基于正念的认知行为疗法（研究为他们停止使用抗抑郁药提供了帮助）。结果发现，正念疗法与药物一样有效，但没有更好。[④]这听起来可能不是压倒性的胜利，但是当你考虑到抗抑郁药并不是对每个人都有效，而且可能引起副作用时，有另一个同样有效的选择是值得庆祝的消息。对于过去有三次或更多次抑郁症发作的人，这种治疗方法现在被英国的医生们认可为能预防的抑郁症的一种方法。他们以每周1次的频率共接受8次治疗，每次持续两小时。中小学校和大学里，学生之间也在掀起练习正念的热潮。

与瑜伽一样，冥想可以改变大脑，仅仅8周的冥想练习就可以让海马体和杏仁核等区域产生改变。我们已经看到这些脑区在记忆、恐惧调节和压力方面起着至关重要的作用，因此这也为冥想的效果提供了一种解释。

没有万能药

鉴于这些发现，难怪正念已经成为一个如此有利可图的行业。冥想应用程序 Headspace 一年的收入超过 1 亿美元，[5]拥有超过 200 万的付费用户。[6]在网上搜索的话，你会发现很多关于冥想可以为你做什么的说法，除了缓解抑郁症和疼痛之外，还包括提升专注力和注意力，有助于解决饮酒问题，增加幸福感和延长寿命，这只是其中的几个例子。

然而，并不是每个人都被说服了。许多研究的质量很差，而且没有进行足够长的时间，所以无法证明这些效果是否能持久。

一些人还对冥想在西方的日益流行及它在治疗精神健康问题上起到的作用感到不安，因为人们过多地只强调了冥想的好处。考文垂大学的心理学家米格尔·法里亚斯（Miguel Farias）在 2020 年的大脑论坛（Brian Forum）上发言时指出，虽然冥想对抑郁症和焦虑症有相当大的好处，但对其他疾病，如饮食失调和睡眠障碍的好处则比较弱。他说："我们必须在给我们的病人提供药物和告诉他们冥想是一种万能药之间取得平衡。"

阴暗面

更关键的是，正念并不总是对尝试它的人的心理健康有所助益。几十年来一直有关于冥想的不良影响的报道，但对这种"阴暗面"的研究却很少，而且冥想干预没有像药物那样受到监管。

如何开始正念生活

1. 试着做些新鲜事——可以是像换条路去上班这样的小事，甚至只是在你的房间里换个地方做。这可能会帮助你注意到更多东西。

2. 你可以试着留意一些你在"自动驾驶"状态中忽略的日常事物，如食物的色香味，或者你走路时你身体的感觉。

3. 找一个常规的时间来做这些，让它成为习惯。

4. 如果你做这些练习时感到困难，有些人发现增加一些轻松的活动会有帮助，瑜伽就是这样，我们也已经知道瑜伽会带来很多益处。

5. 最后，如果你担心会有潜在的负面影响，可以试试找一个教练，获得面对面的指导。

法里亚斯和他的同事最近对现有的证据进行了研究，发现大约每 12 个练习冥想的人中就有一个人在练习期间或之后经历过某种不良反应，[⑦]而且这些反应可能发生在以前没有精神健康问题史的人身上。大部分的研究都是关于正念的，最常见的不良反应是焦虑和抑郁，自杀行为发生的频率最低。如果我们考虑问题的背景的话，服用抗抑郁药的人有更大的比例（大约 40%）会出现某种副作用。即便如此，这项研究对我们仍是一个警示，不要认为正念对每个人都是安全的。

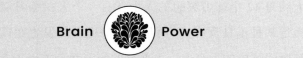

第四部分

脑力锻炼

脑力训练是一桩价值数十亿美元的生意，并还在稳步发展。它们所给出的承诺是，经常玩电脑上的这些"脑力游戏"将提升你的脑力，减缓认知能力的下降，使你更加警觉，甚至提高你的智商。随着人们的寿命越来越长，也难怪这个产业在蓬勃发展。

遗憾的是，和这些游戏的广告宣传相比，关于这些游戏能增强脑力的证据要没有说服力得多，而且已有的研究结果也是好坏参半的。总的来说，这种脑力训练最擅长的其实是提高你玩脑力训练游戏的能力。所以即使看起来你在获得认知能力的提升，这些效果对你大脑的其他区域并没有什么影响。不仅如此，如果你想要获得这些效果，你需要长年累月地玩这些游戏，还需要令人钦佩的毅力。值得注意的是，和脑力训练相比，像填字游戏和棋盘游戏等活动在改善认知方面至少有同等效果。①

好消息是，对于那些在寻找提升脑力、防止认知衰退的人来说，有其他更可靠的办法。即使它们并没有那么引人注意的市场宣传。甚至更好的是，你可能会发现它们更令人愉快，因此可以坚持的时间更长。在以下各章中，我们将介绍一些最可能有帮助的方法。

其中一种途径是传统意义上的学习，这是一种久经考验的预防阿尔兹海默症的方法。我们将会讨论为何会这样，以及你可以怎么做来得到这些好处。

当你考虑要学习什么新东西的时候，选择学语言或者学乐器都会对你有好处。那些从小就开始学这两样东西的人就像获得了某种精神保护垫，可以保护他们免受与阿尔兹海默症有关的大脑损伤。而且我们也发现，不论何时加入它们都不会太晚。

这些好处的其中一部分可能和神经再生有关，也就是我们在下一章中会了解的，关于成年人是否可以生长新的脑细胞的观点，这一观点目前还存在很大争议。无论对大脑有怎样的好处，所有这些技能都可能比在屏幕上训练大脑给你的生活带来更多的乐趣。

第十六章

你可以长出新的脑细胞

当你来到这个世界上时，是一个相当无用的生物，只能够进行一些本能的活动，除了吃饭和睡觉之外，无法形成一个智能的、有意识的想法，想到这个版本的你几乎已经拥有了你今天拥有的所有脑细胞，可能会令人震惊。你是如何从一个几乎没有功能的生命变成有思想、有智慧和有自我意识的个体，还能够阅读这些文字并理解它们的含义？你能在不生长出新的脑细胞的情况下学到这么多东西，这似乎是不可思议的。

然而，直到最近，这正是人们所相信的。曾经公认的想法是，成年人的大脑根本无法产生新的细胞，这与我们身体的其他部分不同，后者不断增加、脱落和替换自身的部分。1913年，西班牙神经科学家和神经科学之父圣地亚哥·拉蒙·卡亚尔（Santiago Ramóny Cajal）写道："在成年人中……神经路径是固定的、结束的和不可改变的东西。一切都可能死亡，没有什么可以再生。"[①]

相反，我们的大脑的成长及我们自出生以来所取得的学习和发展，在很大程度上是由我们的脑细胞之间的连接的形成和加强来解释的，一些新的脑细胞在儿童时期出现，但在青春期之后就没有了。这些连接的数量在儿童早期疯狂增加（这可能解释了为什么儿童的专注力和注意力如此分散），然后通过修剪的过程被重新塑造，只保留最有用的连接，以便使大脑更有效率。同时，大脑还铺设了称为髓鞘的绝缘层，这有助于特定的神经元网络或路径发挥更好的作用。

我们对成年人长出新的神经元能力的判断可能是错误的

第一个暗示来自对啮齿类动物的研究。研究显示，成年人可能能够在海马体（大脑的学习和记忆中心）中长出新的神经元。其他线索来自研究鸟鸣的科学家，他们发现雄性金丝雀在交配季节会在前脑中获得大量新的神经元，而这正是它们学习新歌的密集期。[②]

如果同样的事情发生在人类身上会怎样？这是一个非常重要的问题，因为它决定了我们如何理解环境对大脑的影响，并促使我们去思考，不仅是我们如何学习，还有我们如何治疗各种会杀死脑细胞的神经和精神障碍。

游乐场的滑稽表演

为了理解这个问题，我们可以看一个著名的在啮齿类动物身上做的实验。啮齿动物们要么被放在标准的住所里，要么被放在科学家们称为"丰富版"的住所里，那里有大量的机会可以探索、玩耍和社交。你可以把它想象成一个啮齿动物主题公园或度假营。那些生活在丰富环境中的老鼠的海马体中显示出了新脑细胞数量的惊人增长，即使是那些以前一直生活在无聊的老房子里的老年动物也是如此。将一直生活在无刺激环境中的年老老鼠放入游乐场，会使它们的大脑突然在对学习和记忆至关重要的区域产生大量的新细胞。[③]也许毫不奇怪，这些啮齿动物最终在各种记忆任务中的表现也得到了改善。

那么不难看出，在人类大脑中实现类似的可塑性的承诺，不仅可以帮助抵御因脑细胞受损而导致的智力衰退，而且有可能使任何人都有机会仅仅通过改变环境而获得大脑功能的提升。如果我们的生活方式可以直接导致新的脑细胞生长（就像那些在丰富版笼子里的老鼠一样），我们曾以为这是年轻人的专利，这将完全挑战我们对学习过程的理解。

果然，第一个强有力的证据出现在 1998 年，当时科学家们对癌症患者的大脑进行了尸检，这些患者的大脑接受了特殊染料的处理，这种染料对细胞中的 DNA 进行染色，并显示出细胞的分裂情况。利用这种技术，他们能够捕捉到新的脑细胞在经历细胞分裂和生长的不同阶段时的形成过程。具体来说，他们能够发现在齿状回形成的新脑细胞，这是大脑中记忆最初形成的地方，在海马体中也发现了。[④] 在接下来的 10 年里，一些科学家开始接受成年人的海马体神经生成在人类中也是可能的，即使一些接受它的人认为这种能力在中年以后会急剧下降。

但在过去的几年里，两项特别有希望的研究表明，我们有理由乐观地认为，我们可以在老年时也能生长出新的脑细胞。2018 年，纽约哥伦比亚大学的莫拉·博尔德里尼在 28 个人死后不久就取出了他们的大脑，这些人的年龄从 14 岁到 79 岁不等。[⑤] 这是科学家们第一次研究没有脑部疾病的人的大脑中的神经发生，而且是在死后不久。令人惊叹的是，她的团队在他们观察的每个人身上都发现了新的脑细胞，无论年龄。

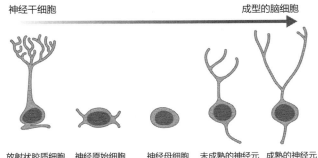

神经干细胞   成型的脑细胞

放射状胶质细胞   神经原始细胞   神经母细胞   未成熟的神经元 成熟的神经元
（可以变成其他
类型的脑细胞）

　　那些 80 多岁的人就像青少年一样有能力制造新的神经元——每天大约 700 个。

　　一年后，来自西班牙的科学家们研究了 13 位年龄从 40 多岁到 80 多岁的死者的大脑，发现即使在最年长的大脑中也有未成熟神经元的迹象。然而，在阿尔兹海默症患者中，新的脑细胞的数量急剧下降，甚至在疾病的早期阶段，在症状出现和淀粉样斑块开始形成之前。这听起来像是坏消息，但也有一线希望。我们已经了解了通过关注标志性的淀粉样斑块来治疗阿尔兹海默症的尝试是如何失败的，而脑细胞的损失作为该疾病的一个可能的原因，可以为我们提供一个新的治疗途径。[6]

脑细胞之谜

　　说到失去脑细胞，我们还有更多的好消息。你可能听说过一个经常被引用的、很令人沮丧的数据，即成年人每长一岁，他们就会失去 1% 的脑细胞。这一想法来自 20 世纪 70 年代和 80 年代的一些研究，研究指出我们会在成年生活中失去 35%～45% 的脑细胞，而这种所谓的脑细胞"脱落"就是导致我们随着年龄增长会头脑衰退的原因。这一发现甚至被指责增加了那几十年间老年人的自杀意念，因为不可避免的、阻碍性的衰老是如此令人沮丧。[7]

后来，在 20 世纪 80 年代中期，一个研究小组在审查这一说法时发现了研究中的一个技术疏忽，导致了对这一问题的看法彻底发生了转折。当研究人员在考虑到技术缺陷的情况下重新进行研究时，他们发现在我们的整个成年生活中，我们总共只损失了 2%～4% 的脑细胞。

这与最近的一项研究产生了共鸣，该研究对那些已经活了 90 岁甚至 100 岁的妇女进行了研究，发现她们的大脑中拥有令人惊讶的大量神经元，这可能与她们的长寿有关，甚至可以成为她们长寿的原因。无论如何，我们的脑细胞随着年龄的增长而成群结队地死去的想法可以被搁置了。当然，这并能不改变我们的认知能力随着岁月的流逝而趋于恶化的事实，但一个新的思路是，这可能是由于大脑中的化学变化，或者也许是特定区域的脑细胞更明显的损失，这包括了海马体——现在看来我们可以生长新脑细胞的为数不多的区域之一。

如果人类像金丝雀一样，能够利用新的脑细胞的力量来学习新的技巧，不仅仅是在我们年轻的时候，而是直到我们的最后几十年，这对我们的生活方式将会有深远的影响。那么问题来了：我们能做些什么来培养这种智力再生呢？到目前为止，触发这些新脑细胞生长的东西似乎与在丰富、有趣的环境中对啮齿动物起作用的东西相似。这包括但不限于像运动、接触新奇事物和社交，而科学家们现在正热火朝天地试图找出确切的最佳方法（见下文）。最终，我们可能会开发出直接针对这种新的脑细胞生长的药物，以帮助治疗大脑和心灵的疾病，或者甚至给任何想要提升的人进行记忆力升级。

在更基本的层面上，如果我们的脑细胞真的可以在如此大的程度上被我们的环境影响，这恰恰说明了我们的生活方式在多大程度上塑造了我们的大脑，并最终决定了我们是谁。⑧

如何长出新的神经元

如果我们真的能在老年期还长出新的神经元，那么一个很关键的问题是：我们可以做些什么来长出尽可能多的神经元？问题在于我们很难判断一个人是否萌发新的脑细胞，除非我们把他的大脑打开看看——大多数神经再生的研究都是在已经死去的动物或人身上进行的。如果你想要验证你的生活方式改变是否达到了你期待的效果，这就不太方便了。

现在，伦敦大学国王学院的 Sandrine Thuret 和她的团队已经开发出一种巧妙的新方法来寻找答案。他们已经开发了一个你可以看作是年轻的人工大脑的东西，由能够变成任何类型的成人细胞的干细胞组成。然后，该团队将这些细胞浸泡在具有不同类型生活方式的人的血清样本中，以观察哪种生活方式能促进人造大脑中新细胞的生长。到目前为止，他们已经用他们的测试成功地预测了哪些人更有可能继续发展成阿尔兹海默症。他们还一直在研究饮食对神经生成的影响，并且已经确定了 22 种对认知能力下降有改变的代谢物，包括咖啡、可可和鱼。

第十七章

教育能保护你的大脑

在 20 世纪 90 年代初，一位名叫亚科夫·斯特恩的神经学家在研究阿尔兹海默症患者的大脑时有了一个惊人的发现。这些病人都有类似的症状，但他们的大脑在损害程度上显示出惊人的差异。最重要的是，那些受教育程度较高的人大脑的损害要严重得多。斯特恩没有得出教育会损害大脑的结论，而是意识到教育可能在某种程度上保护了这些病人的大脑，因此尽管他们大脑的损害程度如此之高，他们的症状却与那些大脑更健康的人相当，因此处于疾病的早期阶段。[①]这一发现与之前在大脑解剖中看到的情况相吻合。有些人的大脑中有阿尔兹海默症的所有迹象，但在他们活着的时候根本没有任何症状。所有的疾病迹象都在那里，但似乎从未影响到他们。即使是所谓的超级老人，他们在 90 岁时的记忆力不亚于年龄仅有他们一半的人，也被发现他们的大脑中有足以让他们成为严重病例的阿尔兹海默症斑块，但不知何故，他们保有了清醒的头脑。

认知缓冲器

斯特恩发现，受过高等教育的人可以耐受更多的大脑损伤而不受到认知的影响，这启发了认知储备的概念。这种概念认为，受教育程度较高的人和从事更多认知挑战的工作的人一定是形成了一种精神缓冲垫，保护他们免受疾病的影响。斯特恩说："这种额外的思维能力垫子有点像一个储蓄账户，那些已经建立了储蓄的人可以在以后遇到困难的时候提取它[②]。在当前的情况下，就是当面临大脑老化和神经退行性疾病的影响时。"

关于这一点在实践中如何运作，有几个解释。在受过高等教育的阿尔兹海默症患者做困难的认知任务时，对他们的大脑进行的扫描显示，他们不同的大脑区域之间有更强的连接，所以看起来他们可以募集更多部分的大脑来帮助他们解决认知挑战。高智商的人似乎也有更快的大脑处理速度，所以一个更有效率的大脑可能在帮助一些人克服阿尔兹海默症的影响。事实上，现在的研究结果不仅适用于阿尔兹海默症，在读写能力和智商测试中得分较高的人，从中风和头部受伤中恢复得也更快。

2006年，澳大利亚悉尼威尔士亲王医院的迈克尔·瓦伦祖拉（Michael Valenzeula）和佩明德·桑切夫（Perminder Snachev）对22项研究进行了回顾，发现受教育程度高的人患阿尔兹海默症的风险降低了47%。对于那些职业地位高的人来说是44%，而那些智商高的人是42%[③]。大脑扫描还显示，受教育程度较高的阿尔兹海默症患者往往有更多的淀粉样蛋白堆积，这印证了他们的大脑正在以某种方式适应损害的想法。

所有这些并不意味着教育可以保护大脑免于阿尔兹海默症，但它似乎确实可以保护人们免受阿尔兹海默症的影响。需要说明的是，虽然许多研究表明，受教育程度较高或从事更多认知工作的人的认知能力下降较慢，但2019年的一项考察了几千名阿尔兹海默症患者的研究发现，教育程度并不影响认知能力的下降速度，研究人员在事后的大脑解剖中也没有发现认知能力储备的迹象。[④]对这项研究的一个批评是，它没有包括教育水平很低的人，所以这可能是他们没有看到效果的原因。也可能是早期教育的影响确实随着时间的推移而消失，而在以后的生活中继续存在的东西，如具有挑战性的工作、良好的社会网络和人生意义感，可能更重要。

你能提高你的智商吗

如果智商真的是缓冲大脑认知能力下降的关键，那么显而易见的问题是，我们可以做些什么来提高智商？在某种程度上，训练我们智力的能力是由我们的基因决定的——双胞胎研究显示，大约一半的智商是遗传的。但这也意味着仍有回旋的余地。并不出乎意料的是，提高智商的一个方法是花更多时间接受教育。当各国增加义务教育的年限时，这些学生长大后，智商会提高几个点。一旦你成年以后，研究证明，能持续学习的最好的方法是拥有一份具有认知挑战性的工作。提前退休会给你带来危险——这样做会严重影响你的认知能力，有可能导致智商下降到足以影响财务规划等事情的程度。所有这些都在支持"用进废退"的假设，所以如果你幸运地可以停止工作，不要只是在电视前翘起你的脚。

更远的距离

并非所有人都相信保护受教育者大脑的机制真的是认知储备。与其说是教育导致了阿尔兹海默症认知能力下降的减缓，不如说是人们受教育越多，认知能力就越强。如果阿尔兹海默症的诊断需要一定的认知障碍门槛，这些人可能只是需要下降更远的距离才能达到门槛，这意味着他们被诊断的时间较晚，即使他们的思维能力变化速度与低教育水平的人相同。2020年的一项回顾研究支持了这一观点，该研究发现，教育可以全面提高任何年龄段的成年人的认知能力，但没有发现任何结论性的证据表明教育可以减缓人们认知能力下降的实际速度。⑤然而，另一种理论认为，受教育程度较高的人，大脑会在年龄增长的过程中保持更多的形态和功能。最近的研究发现，教育对认知储备的影响在不同种族的人中似乎并不一致，这一点值得进一步研究。⑥

智商优势

同样重要的是要记住，教育程度本身与其他各种可能影响痴呆风险的因素有关，包括受过教育的人往往生活得更健康。最近的两项研究也发现，智商似乎比学历更重要。一项研究调查了 20 世纪 60 年代数千人的高中考试成绩，并将其与 50 年后的医疗记录进行比较。结果显示，低智商使男性和女性患阿尔兹海默症的风险增加 17%。当然，教育本身也会对智商产生影响，所以这两者并不完全独立。⑦

无论是通过认知储备、智商，还是仅仅通过提高我们的认知能力，很显然，教育在保护大脑免受阿尔兹海默症影响方面发挥着作用。因此，作为一个社会，早期教育应该是重中之重。进入成年后，持续进行认知上有挑战性的工作和爱好，对防止阿尔兹海默症的发生是至关重要的。

第十八章

双语大脑的促进作用

我在一个双语家庭长大，讲法语和英语，我一直渴望为我自己的孩子做同样的事情。说不止一种语言的好处是巨大的，尤其是在文化方面，以及他们可以与其他人和国家建立联系。但从神经学的角度来看，这也很有趣。

　　说两种甚至更多的语言对大脑有好处的想法是最近几十年里出现的。在英国和其他许多西方国家，人们认为将婴儿培养成双语会延迟他们的语言学习，甚至可能导致认知障碍。这种想法源于 20 世纪上半叶的研究，这些研究发现会说几种语言的人在语言测试中表现较差，而语言测试被认为是衡量认知能力的标准。正如一位研究人员在 1929 年的一篇论文中所写的那样："让儿童使用双语会为他们带来困难，而且并没有明显的优势"。[1]

　　这些研究产生了巨大的影响，但它们是有局限的，因为它们没有考虑到许多其他重要的因素，如年龄、家庭的社会经济地位及孩子的教育是否被中断——这一点与移民和难民特别相关。最重要的是，这些研究并没有考查考生的语言流利程度，因此，考试成绩不佳被归咎于双语，而这可能仅仅是因为有人没有理解问题。

　　后来，在 20 世纪 60 年代，加拿大麦吉尔大学的伊丽莎白·皮尔（Elizabeth Peal）和华莱士·兰伯特（Wallace Lambert）进行了第一个考虑到这些因素的研究。他们的重要论文显示，使用双语根本不会导致发展问题。相反，在他们的研究中，双语儿童在语言和非语言智力测试中的表现都超过了单语儿童。[2]

　　即便如此，这种新的思维方式还是花了几十年的时间才开始起步。然而，在过去的 10 年左右，部分原因是新的扫描技术，也由于人们越来越了解我们的大脑可以随着环境的变化而发生物理变化，人们的注意力再次转向语言对大脑的影响，以及它对提升思维的潜力。

语言是无限的

语言的先天特质使之成为一个特别令人兴奋的前景。你每天能练习多少小时的小提琴或思考如何做填字游戏是有限制的。而语言是人类经验结构的一部分。每一个清醒的时刻，你都在以某种形式练习语言，即使只是你头脑中的想法。语言也同时使用了大脑的许多部分，所以它所带来的任何影响都有可能远远超出语言本身，也会影响到其他认知过程和能力。

多伦多约克大学的埃伦·比亚利斯托克（Ellen Bialystok）博士在 20 世纪 80 年代对单语和双语儿童进行了研究，首次证明了这种情况的发生。在一项任务中，孩子们需要在听到一个句子后，说出它在语法上是否正确。以"为什么狗得叫这么厉害"这句话为例，两组儿童都能轻易发现这种句子是错误的。但是，单语儿童也会被那些语法正确但愚蠢或无意义的句子所困扰，如"为什么猫吠得这么大声？"，而双语儿童对判断这些句子没有问题。

比亚利斯托克怀疑，双语儿童不是简单地表现出语法知识，而是在我们所说的执行控制，或执行功能方面表现出更强的能力。大脑的执行系统包括一系列广泛的心理技能，帮助我们执行所需的行为，使我们能够专注于手头的工作，屏蔽无关的信息。在这种情况下，双语儿童能够忽略这句话是否愚蠢这一无关紧要的事实，而只关注语法。③

执行功能的另一个标志是能够在一项任务和另一项任务之间轻松切换，这也是双语者所擅长的，例如，他们可以在按形状或颜色对事物进行分类中轻松切换而不犯错。④

不间断的锻炼

究竟语言通过什么方式让大脑有了这种认知上的润色？一种解释是，当我们会一种以上的语言时，大脑必须不断抑制我们不希望使用的语言中的词语，同时从所需的语言中选择词语或含义。这就像大脑在进行持续的锻炼，每一个词都在锻炼其执行控制能力。

最近，比亚利斯托克认为，这种解释与双语会加速注意力的发展和维持有关。她说，双语经验似乎可以调整大脑系统，使其更好地注意到任务中的正确要素。从幼年开始，双语的需求可能会对这种执行注意力的系统进行微调，从而使一生的认知能力受益。这可以解释在双语者身上发现的广泛影响，但没有任何一项研究像发现语言学习的精神益处可以延伸到老年，并可能推迟老年阿尔兹海默症的发作那样引起轰动。

早在 2007 年，比亚利斯托克和她的团队在多伦多的一家记忆诊所研究了一组阿尔兹海默症患者，其中一半是双语者。

他们发现，双语组出现阿尔兹海默症首发症状的时间平均比单语组晚 4.1 年。当他们对患有阿尔兹海默症的人进行重复研究时，效果甚至更显著，双语者出现症状的时间要晚 5 年。⑤

在这些初步发现之后，可以理解的是，人们对仅通过说另一种语言就能推迟阿尔兹海默症的前景感到非常兴奋。这种想法认为，双语者在一种语言和另一种语言之间的不断转换，以及这种转换给他们带来的大脑锻炼，有助于形成认知储备，正如我们在上一章中看到的，这是一种精神缓冲，可以保护人们免受大脑老化的不利影响。⑥

然而，令人失望的是，一些科学家最近试图复制比亚利斯托克的研究，但没有得到同样的结果。这导致了一场关于双语对大脑促进作用的激烈辩论，以及我们是否应该相信这种噱头。

其他研究的结果不成立的原因可能是什么呢？其中一个很大的问题是，之所以语言作为大脑促进剂如此有前途，是因为它与我们所做的一切是深刻地相互关联的。正如我们在其他生活方式因素（如运动）中看到的那样，将一个人的生活方式的一部分与另一部分分开是很难的。就双语研究而言，许多研究结果和在加拿大的比亚利斯托克小组的研究结果，都是在西方人口中进行的，在那里，双语者往往也是移民者。这一事实可能带来一些特别之处，导致了双语大脑的提升：也许那些成功抵达新家并设法为自己建立新生活的移民者在其他方面已经更有韧性。另一个可能起作用的因素是教育，甚至是一般智力。会不会是受教育程度较高或更聪明的人继而会学习更多的语言？毕竟，正如我们刚刚看到的，一些研究表明，教育可以推迟阿尔兹海默症的发生。

一种不同的双语

虽然对于我们这些在大体上是单语社会中长大的人来说，可能并不觉得是这样，但世界上至少有一半的人说一种以上的语言。在印度，大多数人都会说几种语言，而且，对我们来说，幸运的是，双语并不与移民甚至教育和社会经济地位相联系。即使是文盲也能说多种语言。

利用这种情况，苏格兰爱丁堡大学的认知神经科学家托马斯·白（Thomas Bak）博士和在印度海德拉巴的尼扎姆医学研究所研究记忆障碍的苏凡娜·阿拉迪（Suvana Alladi）博士合作，想要了解语言对阿尔兹海默症是否有任何影响。令人震惊的是，当他们观察了大约 600 名因阿尔兹海默症前来就诊的人时，他们发现双语者的症状比单语者晚了大约 4 年半才开始出现——这与比亚利斯托克在多伦多的发现几乎完全相同。[7]

来自脑部扫描的证据进一步增加了双语确实有效的可能性。双语者的大脑在负责认知加工的区域有更多白质和灰质，并且在多伦多对可能患有阿尔兹海默症的人进行扫描时发现，他们在与疾病相关的几个大脑区域有更多的损伤，但他们的认知能力与单语者相似，这表明双语可以建立认知储备，保护人们免受疾病的影响，就像我们在上一章听到的那些拥有较高教育水平的人那样。有一些证据表明，患有阿尔兹海默症的双语患者，其大脑中的涛蛋白水平也可能低于单语者——这是牵涉到阿尔兹海默症的关键蛋白之一。

你的语言需要多熟练

我们通常认为双语者是那些从小就开始学习，或能完美地说两种语言的人。但是，虽然科学家们仍在研究人们需要有多擅长语言才能获得双语优势的细节，但对我们所有人都已经有一些好消息。

1. 你可以在人生中的晚些时候开始学习。最近，一项对学习语言以完成学位课程要求的成年人进行的研究发现，他们在执行控制任务方面的得分比单语者高。即使是为期一周的语言课程也能产生一些持久的好处，只要人们每周坚持练习至少 5 小时。

2. 你可以说"法式英语"。对于那些不断转换语言中，有时甚至在同一句话中转换语言的家庭来说，这是一个好消息。像这样的混用语言仍然可以带来认知上的优势。

3. 更多的语言并不一定意味着更大的提升。

初步的研究结果表明，会说两种以上的语言没有带来额外的好处。这符合这样的理论：任何提升都来自在语言之间不断切换所涉及的精神体操，而两种语言应该就足够了。

研究人员从这一切中意识到，说一种以上的语言很可能对大脑有很多好处，而且这些好处在人生的晚期更为明显，尤其是延迟阿尔兹海默症的发生。即便如此，语言是复杂的。它与其他因素有关，如教育和智力。有些人在家里使用一种语言，在工作单位或学校使用另一种语言，而有些人则一直在各种语言之间转换。这种复杂性让一些研究人员用我们思考健康饮食的方式来思考语言问题。我们知道地中海饮食对我们有好处，但没有必要过多地关注是橄榄油还是鱼在起作用。同样，语言的总体作用可能比其各部分的总和要多。如果你喜欢语言，不要只关注最正确的方法，学习一种新的语言只会带来好处。教给孩子们语言可以成为我们共同学习的一种有趣的方式。因此，也要享受它和随之而来的对健康的益处。

学习一门语言

我们知道第二语言对大脑有好处，但是学好一门语言最好的办法有哪些呢？

1. 只因为你想要学才去学。人们对学习一门新语言的动力如何，可以预测他们学得有多好，所以要找一门你觉得有学习热情的语言来学习。

2. 睡觉。大脑会在我们睡觉时将我们的记忆转移到长期存储中，所以在睡觉前学习是一个好主意，甚至在学习后小睡一下也有帮助。

3. 逐渐加入新的词汇。大脑会寻找新的信息，将新的材料与旧的信息混合在一起学，是一种被证明能帮助你记住更多的方法。

4. 永远不会太晚。一项关于移民学习新语言的年龄的研究发现，在童年之后没有关键时期的分界线。任何人都可以学习，尽管成功率随着年龄的增长而逐渐降低。

第十九章

音乐应成为生活的一部分

查尔斯·达尔文在其1871年出版的《人类的后裔》一书中，对音乐的意义进行了著名的思考，宣称 "无论是享受还是创造音符的能力，对于人类的日常生活习惯来说，都是最没有用处的能力之一……"。正如我们将在本章中发现的，他大错特错了。

音乐的力量

让我们从达尔文所说的 "创造音符的能力"开始，或者更简单地说，演奏音乐的能力。音乐训练是多感官的，并汇集了许多不同的认知能力和大脑区域。音乐家不仅需要能够阅读、聆听、理解和演奏音乐；他们还需要出色的感知处理能力[①]来解释声音和节奏。而且演奏乐器也需要精细的运动技能。可能是因为你从音乐中得到的大脑锻炼是如此广泛，再加上学习音乐需要经常练习，音乐训练似乎不仅对与音乐性有关的能力有影响，而且对更普遍的认知能力也有影响。研究发现，音乐家的执行功能（包括工作记忆），空间、数学和非语言能力都有提升。他们的大脑也有结构上的变化，2021 年的一项研究，也是同类研究中最大的一项，表明音乐家的大脑不同区域之间有更强的连接，而且这些区域之间的对话比不练习音乐的人更多。

会不会是这些人的大脑有什么特别之处，使他们先天更擅长音乐，而且也可以解释这种认知优势？还是说，这确实归功于音乐本身？为了尝试解开这个问题，来自荷兰、丹麦和芬兰的一个国际研究小组对芬兰的101名成年人进行了一系列智力和执行功能测试，并根据他们的音乐专长将他们分组——非音乐家、业余爱好者和音乐家[②]。研究者还考虑到了他们的社会经济地位、个性特征和其他可能影响结果的因素。即使在控制了所有这些因素之后，音乐家在认知测试中表现得更好，而且他们接受的音乐训练越多，得分越高：专业音乐家比业余爱好者好，而业余爱好者又比非音乐家好。研究者认为，音乐课能训练我们至关重要的执行功能，我们知道这对几乎所有的认知能力都有益。

需要从多早开始学呢？你可能听说过莫扎特效应：认为听古典音乐可以直接提高儿童的智商。然而，真正的情况似乎只是音乐可以促进和唤醒情绪，而更好的情绪有利于改善学习，这继而可以帮助你在智商测试中做得更好一些。这并不是说这种效果没有用，即使它与莫扎特没有直接关系。就像一阵运动可以帮助孩子们集中精力，在学校表现得更好一样（见第十五章），听音乐也可以直接对认知表现起到作用。

在小的时候学习演奏音乐是一个更好的选择：它与儿童的一般智力有关，一些研究表明，与那些练习其他东西（如戏剧）的人相比，学习音乐的人的智商得到了提高。最近一项针对100名9岁左右儿童的研究发现，那些每周至少练习半小时乐器的儿童在一般智力测试中表现更好，而且大脑中的白质也有所增加。白质是一种绝缘体，有助于大脑更有效地发送信号。

孩子们做的练习越多，他们大脑中的这些变化就越多。[③]但如果你小时候学过一种乐器，然后放弃了，也不要惊慌：一项研究发现，对记忆和智商的影响甚至可能持续到成年。但音乐就像教育——你学得越多，效果就越强。[④]

歌剧假说

越来越多的证据显示，音乐训练也能提高我们处理语言的能力，例如，从噪声中准确地识别语言。根据马萨诸塞州塔夫茨大学的阿尼鲁德·帕特尔（Aniruddh Patel）提出的一种流行的解释，即歌剧假说（Opera hypothesis），音乐和言语在大脑中共享一些相同的认知处理区域，但音乐更费力，而且还需要情感和注意力的集中。这给这些系统带来了很好的锻炼，使大脑在结构和功能上发生了永久性的变化，从而使语言处理更容易。这对经常练习音乐的人来说是一个好消息，但它也可能为帮助有听力障碍的人提供了新的方法，研究人员已经在研究这个问题。

要想从音乐中获得最大的认知提升，从小开始学习并进行大量的练习，似乎是成功的公式。但是，根据一项对没有学过音乐的成年人进行的研究，如果你开始的比较晚，也并非一无所获。这些人在上了 6 个月的钢琴课后，执行功能测试的表现有所提高。[⑤]

音乐对我们的思维能力有如此大的好处，这引起了科学家的兴趣，他们想知道所有这些大脑功能的改善是否会赋予音乐家与我们在语言学家身上看到的一样的精神缓冲。

到目前为止，我们看到的证据是有希望的。一项对近 500 名在研究开始时没有阿尔兹海默症的老年人的 5 年研究发现，演奏乐器是能够降低他们阿尔兹海默症风险的几种休闲活动之一（其他的是阅读、玩纸牌游戏和跳舞）。[6]进一步的证据来自双胞胎研究，双胞胎中一个有音乐天赋，另一个没有，结果双胞胎中的音乐家患阿尔兹海默症的可能性平均低64%。[7]2021年的研究表明，接受过音乐训练的老年人的一些大脑区域体积更大，这些区域对执行功能、记忆、学习和情感很重要。[8]所有这些都表明，有音乐能力的人会获得一系列长期的认知益处，即使该领域的研究比语言少得多。[9]下一步是将要看看老年人是否能够通过定期的音乐练习来训练他们的大脑，以避免认知能力的下降，这样的研究已经在进行中了。[10]

治愈的旋律

那么现在让我们来谈谈音乐的享受，达尔文认为音乐对日常生活没有价值。在这里，他是大错特错。有一群人可以从听音乐中获得巨大的好处，那就是那些患有神经系统疾病的人。例如，对于阿尔兹海默症患者，听音乐可以改善情绪、行为和认知功能，到曲子停止之后很久仍有效果。[11]

马萨诸塞州波士顿东北大学研究音乐对大脑影响的赛奇·路易（Psyche Loui）说，有某些频率的大脑活动与认知有关。这些有节奏的大脑活动模式在我们头脑专注于某件事情时被触发，但在老年时它们会退化，特别是在神经退行性疾病中。因此，音乐中的节奏元素可能会激活有认知问题的人的这些频率，使他们的头脑更清醒。

这让路易想知道，是否有可能设计出能够显著提高我们注意力的音乐，而且他现在已经与一家名为大脑调频（brain.fm）的初创公司联手来找出大致的音乐，该公司通过制作音乐来帮助人们集中注意力。他们从头开始制作新的音乐，像使用食品配料表一样使用音乐元素。他们发现，插入某些频率的声音会使大脑锁定这些频率，帮助人们更长时间地集中注意力，在需要持续保持注意力的认知测试中表现更好。路易说，耳朵里有了这种音乐，人们就会觉得他们想继续工作，而不是被社交媒体和其他诱惑所分心，这对于那些报告有类似多动症倾向的人来说似乎特别有用，那些容易失去注意力的人往往受益最大。

抛开频率不谈，路易还认为，音乐的预测性对那些神经系统疾病患者特别有益，尤其是帕金森病，这是一种神经系统的渐进性疾病，通常会导致运动问题，如僵硬和颤抖。

大多数音乐是具有预测性的，在我们听到一个曲子的几个节拍后，我们的大脑会预测接下来会发生什么。为了做出这些预测，节奏让大脑的不同部分相互交流，这有助于我们预测曲子的下一部分。更重要的是，节奏会被大脑负责运动的区域加工，即使我们没有移动。帕金森病的问题之一是运动系统很难启动活动，但通过听音乐并开启这种全脑对节奏的反应，路易认为我们可以让大脑的运动系统做好准备，使其更容易启动活动。就好像我们对节奏的内在亲近是利用与听觉系统的联动来启动帕金森病中退化的大脑区域的运动。

　　路易最近的研究支持了这一点，去年她的团队发表的研究显示，仅仅4个月每周一次的舞蹈课程就能改善帕金森病的运动和非运动症状。有意思的是，那些之前有舞蹈经验的人获得了最大的改善，可能是因为他们在听觉和运动系统之间已经有了这种强烈的联系。[12] 为了使这一想法更进一步，路易和她的团队现在正与一家名为"示波器"（Oscilloscope）的公司合作，研究模仿音乐节奏的有节奏的闪光是否有助于直接恢复大脑中的这些联系。[13]

　　音乐的预测性似乎也能帮助养老院里可能变得焦躁不安的人，尤其是那些患有阿尔兹海默症的人——这对照顾者来说可能是一个难题。患有神经退行性疾病的人变得焦躁不安的部分原因是他们的记忆丧失，使他们预测未来会发生什么的能力下降，这可能会使人迷失方向。因为音乐能立即让大脑做出预测，所以它能产生这种平静和安慰的效果。

休息时的大脑　　　　　对音乐有反应的大脑

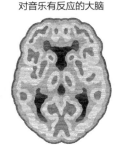

除了音乐之外，其他声音也会扰乱我们的头脑表现。研究发现，特定的噪声有能力干扰学习，例如，在飞行路线下上学的儿童往往落后于他们的同龄人，并感觉更难坚持解决问题。而且人们（包括儿童）特别容易被咿咿呀呀的声音或背景说话声分散注意力。但是，有一些方法可以将背景噪声变成你的优势：掌握好音量，它可以给你带来创造力的提升。一项实验测试了一系列噪声对人们创造力的影响，发现声音的类型并不重要，但它不应该太轻或太响——可能是因为这种适度的音量恰好提高了你的兴奋水平。

音乐片段

我们其他人也可以从能提高脑力的优美音乐中受益，但你选择的播放列表很重要。最近的研究发现，听音乐可以挖掘出大脑中与性爱、美味的食物或金钱所激活的相同的感觉良好的奖励系统。但这只发生在你听你所选择的音乐时。这种奖励的激活可能也与音乐的预测性有关——能够准确预测下一步会发生什么，会让你的大脑感到兴奋。路易发现，如果人们经常听他们喜欢的音乐，8 周后，大脑中听觉和奖励系统之间的这种联系会被增强。除了让人们感觉良好之外，这还能带来意想不到的好处——研究参与者还报告说，在音乐干预期间，他们感到不那么孤独，压力也没那么大了。路易希望这可以成为一种简单和长期的生活方式选择，中年人可以采用这种方式来帮助减少他们随着年龄增长而来的压力和孤独感。

所有这些都表明，达尔文对音乐的否定是多么错误。从幼年开始并在一生中练习音乐，或进行其他类型的音乐训练，可以改变大脑的形状，提高认知能力，并可能以类似于语言学习的方式来预防阿尔兹海默症。即使是我们这些没有音乐天赋的人，仍然可以通过音乐来加强我们的大脑。仅仅是听音乐就能锻炼大脑，所以也许我们应该像看待健康饮食和定期锻炼一样，将收听自己喜欢的播放列表作为我们应该建立在日常习惯中的东西，以长期促进精神健康。如果你需要一个借口从工作中抽身出来，放起音乐，这就是你的借口了。

4 种音乐在生活中的巧妙用途

1. 要去医院吗？戴上耳机。在手术前、手术中和手术后听音乐可以减少疼痛和焦虑，以及所需的药物量。

2. 如果要进行家庭公路旅行，请禁止使用耳机并打开汽车音响。研究表明，与孩子一起听音乐会在他们成年早期和他们有更好的关系。

3. 在有律动的音乐中跳舞可以让你进入一种流动状态。甚至科学家也用"律动"（groovy）一词来描述几乎每个人都想跳舞的音乐，这种曲子尤其能引起一种流动状态，这与焦虑和自尊水平的改善有关。

4. 要想感觉更快乐，就听快乐的音乐。人们发现，在两周内定期听音乐可以提高人们的情绪，尤其是当他们被特别告知要尝试使用音乐来达到这一目的时，意图本身就起到了一定作用。

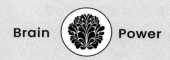

Brain Power

第五部分

社会生活

尽管我们都可以采取措施来改善我们的心理健康和能力，但我们在这方面的努力并不孤单。我们不是生活在真空中，我们与他人的互动或缺乏互动，也能深刻地影响我们的大脑健康和幸福。人类本质上是善于交际的动物，我们进化成了一个相互联系的社会网络的一部分。那么，不难看出，为什么拥有丰富和有意义的关系对大脑如此有益，以及为什么孤独对我们的灰质是一个坏消息。我们中越来越多的人独自生活，但正如我们在第二十一章中会发现的那样，这并不一定使我们更加孤独。

对于我们这些与他人生活在一起的人来说，这些关系，尤其是婚姻，在适当的情况下，可以对我们的心理健康起到促进作用（见第二十章）。我们的四条腿的朋友们（或者，在某些情况下，更不寻常的宠物）也是如此，我们将在第二十二章中探讨。

最后，我们的社会生活不仅包括我们的同伴，而且还与我们的环境有强烈的相互作用。正如我们在本节的最后两章中所发现的那样，我们在室内和室外花多少时间，在白天或晚上的什么时候，以及我们的社交活动是否在大自然的包围中进行，都会对我们的心理健康产生深刻的影响。因此，让我们来看看如何利用我们的关系和环境的力量，使我们感觉更好，思维更敏锐。

第二十章

婚姻能帮助你预防
阿尔兹海默症

有些人是为了爱，有些人是为了钱，或者仅仅是出于传统。但不管是什么原因，结婚可以为你的健康带来奇迹。结婚的人往往寿命更长，有更好的心血管健康和更低的血压，更有可能从癌症中存活下来，等等。

鉴于婚姻对身体的好处，科学家们开始思考，随着我们年龄的增长，婚姻是否也会对精神健康产生影响。因此，在2017年，一个国际科学家团队翻阅了文献，并将他们能够找到的所有研究结果汇集在一起，研究长期伴侣关系的精神益处。他们查阅的研究总共包括15项，涵盖了超过80万名参与者，研究了婚姻对阿尔兹海默症的影响。他们发现，与已婚者相比，单身和丧偶者患阿尔兹海默症的风险较高。即使排除掉年龄和性别差异，单身者患阿尔兹海默症的风险比已婚者高40%左右，丧偶者比已婚者高20%左右。[1]有趣的是，这项研究并没有显示曾经离婚的人有更高的风险，这令人惊讶，因为离婚可能是一种艰难的经历，而且压力本身也与阿尔兹海默症风险有关。

喜结连理可以推迟阿尔兹海默症的原因有很多。首先，结婚通常会带来日常的人际互动，正如我们在下一章中所看到的，这对人的精神是有益的。保持社交活动也可能增加认知储备，这种心理缓冲似乎可以保护我们免受年龄增长带来的大脑损伤的影响。

一个更简单的理论是，研究证明结婚的人整体上有更健康的生活方式，②这对灰质也有好处。但这可能不是完整的答案，因为尽管健康有助于延长寿命，但在研究中，婚姻对阿尔兹海默症的影响甚至大于对寿命的影响。这意味着婚姻对大脑有某种直接的影响，而不是简单地改善我们的身体健康，从而也改善我们的头脑。该研究的研究人员认为，是一生的同居生活推动了认知储备——人际互动是最重要的事情。这不仅仅局限于那些结婚的人。该研究将婚姻制度作为处于长期关系中这一状态的代表，并且也包括了提到伴侣的研究，而不仅仅是对配偶的研究。

失去所爱的人

为什么丧偶的人患阿尔兹海默症的风险较高，而离婚的人却没有？已经有研究表明，一般来说，丧偶会比离婚带来更大压力，所以可能是失去亲人的压力导致了阿尔兹海默症风险的增加。

这项大型研究还显示，单身人士更有可能未被诊断出患有阿尔兹海默症，这可能是因为独自就诊的人更难发现阿尔兹海默症，而且伴侣和配偶最有可能注意到他们的爱人变得更加健忘或行为发生变化的早期迹象。因此，当病人在生活中没有另一半时，医生特别注意到这一点可能非常重要。

有多少个小孩会让你最幸福

对于那些成为父母的人来说，一个大问题是决定何时停止。关于多少个孩子会使我们最幸福，科学能告诉我们什么？宾夕法尼亚大学的社会学家汉斯·彼得·科勒（Hans-Peter Kohler）的研究提供了一些线索，他向丹麦参加全国双胞胎调查的同卵双胞胎发送了问卷，这些人后来都有了孩子（使用同卵双胞胎排除了许多可能影响幸福的其他因素）。他发现，男性和女性在生下第一个孩子后都变得更加幸福，尽管生儿子对男性起了很大的作用，他们声称生儿子时比生女儿时感觉幸福75%。在第二个孩子到来时，父亲的幸福感几乎没有变化，而母亲的幸福感则有所下降，这意味着对于最终的幸福，"1"是一个神奇的数字。但是在德国和英国，对成为父母的人的研究描绘了一幅不同的画面。研究发现，幸福感会随着第一个和第二个孩子的出生而增加，但不会随着第三个孩子的出生而增加，这表明你应该停止在两个孩子。为什么会出现这种差异？显然，其他事情也起到了一定的作用，研究表明，生孩子能让你有多大的幸福感取决于一些因素，比如生活在发达国家，你的年龄（30岁以上的人在成为父母时更幸福），以及生活富裕和受过良好教育。你所拥有的孩子的数量是否与你希望拥有的数量相符也很重要。

总的来说，如果你想降低老年阿尔兹海默症的风险，夫妻关系听起来是一个好主意。当然，不是所有的关系都是由同样的东西组成的。婚姻的质量（人们对婚姻的满意程度）也起着作用。为了测量这一点，科学家们使用问卷来询问人们一些琐碎的问题，[③]如他们和配偶在处理公婆关系上有多大的分歧，或他们如何表达感情，以及一些更大的问题，例如，如果他们的生活可以重来，他们是否会和别人结婚。使用这种方法的研究表明，并不是婚姻本身带来了一系列的好处，包括比单身人士更低的抑郁症风险、更多的幸福感、更低的压力水平，以及更高的生活满意度。相反，重要的是与这种关系相关的满足和支持。如果婚姻质量是好的，它可以促进精神健康，但研究表明，如果你是在一个不快乐的婚姻中，你还不如单身。④

那个特别的人

不过，婚姻（可能还有其他长期的、具有承诺的关系）确实带来一些特别的东西。你可能会认为，如果你是单身或处于不愉快的婚姻中，这对你的健康的不利影响可以通过一群好朋友的介入来填补社会交往的空白，以此来抵消。但其他社交网络，无论多么强大或广泛，都无法保护人们免受不愉快的婚姻或单身的精神弊端的影响。一个拥有强大支持网络的单身人士仍然可能不如幸福婚姻中的人，而那些处于糟糕婚姻中的人无法通过拥有这种外部支持来消除对心理健康的负面影响。这可能是由于无法比拟的婚姻承诺，或者是亲密的关系，尽管在这个新的研究领域，要确定这一点还太早。

当我们在讨论亲密关系的时候，可能还有另一种方式能对大脑有帮助：性爱。定期进行性行为的老年人在认知能力的测试中得分更高，尤其是涉及工作记忆和执行功能的方面。⑤这可能是由于在性生活中释放的奖励性化学物质多巴胺的爆发，多巴胺对老年人的这些类型的认知能力有帮助。

至于生孩子，即使是对于有稳定关系的人，在生孩子时也会经历精神健康的下降，原因是缺乏睡眠、金钱和时间。然而，在过去的几年里，这种情况已经发生了一些变化，新的研究表明，不是生孩子让人不开心，而是经济成本让人不开心。⑥把钱从等式中剔除，父母的快乐就会大大增加。有多少个孩子也很重要（见方框中的内容）。不仅如此，一旦孩子离开家，父母最终确实比那些从来没有孩子的人更快乐。⑦空巢老人受益于他们作为父母所得到的丰富而有意义的家庭联结，以及在晚年得到的支持（如果他们幸运的话）——而没有他们在孩子小的时候必须处理的育儿负担。

第二十一章

孤独如何改变你的大脑

2020 年，当世界大部分地区为应对新型冠状病毒大流行而进入封锁状态时，一个不同的健康问题也被推到聚光灯下：孤独。对医学研究资料库 Pubmed 的搜索显示，2020 年发表的关于孤独和心理健康的科学论文数量是前一年的两倍。但是，虽然其中一些研究发现，在此期间关于孤独的报告有所增加，抑郁症甚至自杀的想法也有所增加，甚至在相对很年轻的人中也是如此，但其他研究得出了相反的结论：因为人们在大流行期间感到与彼此有"共同的经历"；他们认为自己以其他的方式保持着联结，有时甚至比他们在大流行之前与他人的联系更多。[①]

这些研究结果表明，孤独的问题是多么复杂，而新型冠状病毒大流行只是增加了近年来对孤独对身体和精神健康影响的关注，已经有大量的头条新闻宣称我们在经历"孤独的大流行"。这些文章认为，独居的人数在增加，因此感到孤独的人数也在增加。

比吸烟更糟糕？

这为什么重要呢？关于孤独的影响，最常被引用的一个概念是，它将把我们早早送入坟墓，而孤独对我们来说比肥胖或吸烟更糟糕。2018 年，英国政府宣布"孤独是我们这个时代最大的公共卫生挑战之一"，列出了对健康的影响，包括心脏病、中风和阿尔兹海默症，并承诺采取一系列新的策略，试图消除这一困境。这些措施包括邮政工作人员检查那些在社会上孤立无援的人，并计划让医生能够将孤独的病人介绍给社区活动或志愿服务。这个国家甚至有一个专门的"孤独部长"。

社会隔离可能对我们不利的原因并不难理解——拥有强大的社会网络更有可能让我们有机会获得工作、更健康的食物和体育活动。孤独也会降低意志力，这可能导致我们做出更不健康的选择。

但是，如果我们认为社会隔离是孤独的代名词，那就错了。

问题是我们倾向于将孤独与独处混为一谈，但正如你可能在生命中的某个时刻所经历的那样，即使在人群中也完全有可能感到孤独，而当我们独自一人时则感到安宁。那么，从直觉上讲，我们知道独处和孤独不是一回事，并且数据也证实了这一点。

举例来说，让我们看看丹麦和瑞典，这两个国家是全球独居生活的人比例最高的国家。与北欧其他国家相比，那里的人们报告的孤独感水平相对较低。在丹麦和瑞典，只有大约 1/4 的受访者表示至少在某些时候感到孤独，而在希腊，62% 的受访者感到孤独，希腊是孤独排行榜上的榜首国家。[②]因此，孤独和独处之间显然有很大的区别，而且独处的时间并不能很好地预测我们是否感到孤独或缺乏社会支持。

2012 年，波士顿马萨诸塞大学的研究人员凯特琳·科伊尔和伊丽莎白·杜根着手更详细地研究社会隔离、孤独和心理健康之间的关系。他们对近 1 200 人的研究发现，社会隔离和孤独感之间的联系非常薄弱。换句话说，不要因为某人是独自一人，就认为他们是孤独的，也不要认为孤独的人是与社会隔离的。而这两位研究人员的确发现了孤独感和心理健康之间的密切联系。③

因此，我们需要记住，孤独实际上是一种感知，一种感觉，一种被孤立的感觉——即使我们周围有很多人。这是关于我们的社会期望与现实如何匹配的问题。

最孤独的年岁

将我们认为孤独等于社会隔离的看法重新建构是很重要的，因为作为一个社会，我们倾向于认为那些独处的人是最危险的人。例如，我们中的许多人认为，孤独是老年人的困境。事实上，富裕国家的年轻人比老年人更有可能感到孤独。孤独感在中年时趋于减少，在 75 岁之后再次达到高峰。这意味着我们不应该把孤独感等同于老年问题，应该制定为年轻人应对孤独感的政策和规定。然而，即使年轻人确实感到孤独，他们似乎并不比过去的年轻人更孤独，因此，说他们越来越孤独是错误的。对老年人来说也是如此，仅仅因为现在有比以往更多的人独自生活，但这并不意味着我们有一个孤独的流行病。

进化带来的孤独感

为了理解为什么这种主观的孤独体验会对我们如此不利，特别是对大脑而言，想一想孤独感存在的意义会有帮助。这种可怕的感觉事实上有一个进化的目的。我们是一个社会性的物种，为了生存而进化成群体生活，所以对我们的祖先来说，当他们落单时，感觉糟糕是有好处的。已故的芝加哥大学研究人员约翰·卡乔波（John Cacioppo）曾研究了孤独感几十年，称其为类似于饥饿和口渴的生物警告系统。④这种不愉快的感觉告诉我们，为了自己的安全，我们应该迅速回归到群体中。这种解释也符合卡乔波和其他人对免疫系统进行的研究。在社会上孤立无援的人有过度的炎症反应，这是免疫系统的一部分，用来保护我们不受病原体的伤害，如伤口带来的伤害。似乎当我们独自一人时，身体正在为即将发生的攻击做准备。这种情况持续太久，我们就会遇到麻烦，因为过多的炎症会开始对组织和器官造成损害，这与许多身体和精神健康状况有关联。已有研究发现，孤独增加了精神健康问题的风险，如抑郁、焦虑和压力。⑤

无论怎样，对于长期孤独的人来说，这都会成为一个问题，因为他们的身体不会从这种生存模式中转移出来，而是不断为被攻击做准备。

除了造成持续炎症带来的健康问题外，孤独也会改变大脑，使其过度警觉。仿佛孤独的人一直在寻找威胁，特别是在社会环境中。这种倾向于负面认知的偏差也影响到他们如何看待人际关系，使他们更有可能把他人的行为理解为负面意图，从而采取保护性行为，这意味着他们倾向于封闭自己，而且更容易预期自己被别人拒绝。⑥所有这些事情不仅对我们的心理健康不利，而且它们还使人们面临社会退缩的风险，再加上炎症使我们寻求他人陪伴的积极性降低。所有这些都会形成一个可能难以打破的孤独的恶性循环。孤独往往也会导致睡眠问题，这也可以解释为这种高度警惕阻止了人们进入休息状态。并且，也许与睡眠问题有关，孤独与执行功能受损、认知能力加速下降[7]和向阿尔兹海默症发展有关。[8]

孤独的疗愈方法

随着孤独被称为一种主要的健康紧急情况，它可能对我们的身体和情绪健康产生可怕的影响，一些研究人员正在思考它是否可以像其他疾病一样被药物治愈。约翰·卡乔波的遗孀、芝加哥大学的神经科学家斯蒂芬妮·卡乔波正在进行一种名为孕烯醇酮的激素的临床试验，这种激素在动物研究中已被证明有助于解决与孤独有关的焦虑和过度的恐惧反应。其他人正在探索使用催产素，催产素通常被称为"拥抱的化学物质"，因为它可以增加亲社会行为和对人的信任。这些试验的结果即将揭晓，背后的想法是，用某种药物可以帮助人们打破随孤独而来的负面想法和行为的循环，并与其他治疗方法（如认知行为疗法）相结合。但是，并不是每个人都相信用药物来对抗孤独感是一个好办法。

感知到的孤独

如果孤独对我们的大脑如此不利，我们可以做些什么来预防它？一部分的答案来自了解是什么导致了它。2018 年的一项对美国 6 000 多人的调查发现，那些对自己的家庭生活、社会生活或当地社区更不满意的人更容易感到孤独。[9]因此，如果你对你的社交圈不满意，你就有孤独的风险，并且应该采取措施来做出改变。

对于老年人来说，健康是另一个因素。那些将自己的健康状况评为良好的人不太可能报告感到孤独，可能是因为健康问题使人们无法进行他们所希望的社会活动。因此，把这些健康问题作为根本原因来关注是很重要的。

是对年轻人来说更显著的是，这种不匹配可能来自缺乏恋爱关系，或者搬到一个没有社交网络的新城市。同样，这里的问题不是独自一人，而是在你不想独处的时候被迫独处。基因似乎也起到了一定的作用，解释了有些人会在别人不会感到孤独的情况下感到孤独。归根结底，我们都需要不同数量的社会接触，所以如果你开始感到孤独，请听从内心的感觉并采取行动。

温暖和模糊的感觉

感到孤独吗？洗个热水澡吧。当我们谈论一个温暖的人时，我们会想象一个让我们感觉良好的善良的人。这种温暖的个人特质也会转化成身体上的感觉。例如，人们在喝了温热的饮料后更有可能对别人表现善意。拿着暖和的东西也可以缓解当我们想到自己被社会孤立的经历时的负面影响。我们也可以利用这一点来解决孤独的问题——洗个热水澡似乎可以帮助人们减少孤独感，大概是通过无意识地用身体感觉来替代人们渴望的人际交往的温暖。

5 种预防孤独感的简单方法

1. 为你最好的朋友们腾出时间。我们已经进化到只拥有一个非常小的朋友圈，根据进化心理学家罗宾·邓巴（Robin Dunbar）的说法，你需要把 40% 的精力放在这大约 5 个人身上，以维持一个有意义的、而不是一个庞大的社交网络。

2. 把你的关系看成是一种饮食。要想吃到一顿满意的饭菜，尽量从各种来源中获取你的社交卡路里，既要有紧密的友谊，也要有那些小的互动，如和结账的人交谈。它们都会叠加起来。

3. 找到意义感，特别是涉及其他人的事情。

4. 为什么不为一个孤独的慈善机构做志愿者呢？它不仅能帮助你获得那种最重要的意义感，也可以让你把别人从孤独中带出来。

5. 记住，孤独可能发生在任何人身上，不管是老人还是年轻人，而且它会扰乱你的大脑，使你怀疑其他人的意图。当孤独感袭来时，请牢记这一点，以尝试打破这种循环。

　　当然，我们不可能总是避免搬到一个新的城市，或者在我们想恋爱的时候却只能单身，但即使如此，我们也可以做一些事情来尝试和避免孤独的陷阱。一个诀窍是少去关注你拥有的社会关系的数量，多去关注这些关系的质量。如果你不能像你希望的那样经常见到大家，你还是可以使用社交媒体来保持联系，但要避免被动地浏览，因为这已被证明与实际用这些软件来和人保持联系相比的话，会让你感觉更差。此外，尝试减少你在社交媒体上关注却不认识的人的数量，而将注意力放在你现实生活中的朋友身上。

　　如果你陷入了严重的孤独困境，最好的办法是寻求一些认知行为疗法的帮助，来挑战那些消极的思维模式，打破循环。约翰·卡乔波和他的同事进行了一项综述，研究了各种对抗孤独的干预措施，包括提高人们的社交技能和加强他们的社会支持，他们发现解决这种所谓的"适应不良的社会认知"，即与过度警惕有关的消极想法，是最成功的方法。[10]

　　另一个打破孤独循环和摆脱那些消极的自我认知的方法是找到能给你带来意义感的东西，[11]不管是通过帮助他人（如志愿服务）、找到职业或教育目标、加入合唱团，或发展新的爱好。

第二十二章

宠物的治愈力量

小博的故事对我们许多搬到繁华大都市生活的人来说是一个熟悉的故事。小博从他的家乡名古屋来到东京从事一份繁忙的工作，而女友和家人还在家乡，没过多久，这个年轻人就变得与社会隔绝。几年后，他开始有抑郁的感觉，并开始为自己的经济状况感到焦虑。他回忆说："除了工作，我没有见过任何人，我睡得太多，而且总是一个人在家。"但是，在这里，小博的故事出现了不同寻常的转机。为了应对这些感受，他没有去找心理咨询师，也没有通过发展爱好来结识志同道合的人。相反，他开始去一家猫咪咖啡馆。他说："我只是想，如果我可以和猫咪一起玩，我就能再次精力充沛。"①

　　如果你已经和一个毛茸茸的朋友分享了你的生活，你就能够理解这样的想法：从动物那里寻求小博所谓的"肌肤关系"或身体接触，可以提升你的情绪。除了拥抱之外，宠物还提供了陪伴、一种意义感，当然还有无条件的爱。

　　现在，人们对所有这些是否会对我们的身体和精神健康产生切实的促进作用产生了巨大的兴趣。这个想法真正开始于20世纪80年代，出现了对养宠物的健康益处进行的研究，尤其是对解决过敏问题和改善心血管和心理健康有帮助。然而，试图复制这些研究的尝试往往是不成功的。一种解释是，一些身体健康的影响可以用社会因素来解释——例如，研究发现，拥有宠物的人也更可能拥有自己的房子。这表明他们可能生活得更好，因此可以获得其他资源，这也是健康改善的原因。

　　在精神健康方面，情况似乎更乐观一些。关于这个问题的一个想法是：宠物，特别是狗，可以通过间接方式改善心理健康。例如，它们是社会互动的绝佳催化剂，而我们已经听说过一个强大的社会网络对人的心理健康是多么重要。狗主人经常与当地公园里的其他狗主人友好相处，这对那些有社会孤立风险的人，如老年人和残疾人来说是一个特别的福音。每天出去散步也有助于触发本书其他部分所提到的其他促进大脑发育的行为——在大自然中度过时间，接触日光，呼吸新鲜空气，当然还有定期锻炼。对有抑郁症状并可能因此陷入孤独和情绪低落的恶性循环的人来说，被一只急于散步的狗逼出家门（也可能被迫与他人交流）可能特别重要。宠物也更有可能鼓励人们规律生活，这同样可以对心理健康产生积极影响。

社会支持

人际关系有助于保护我们的心理健康，提供情感支持，减少对压力事件的感知（和朋友一起去喝酒可以缓解一天的压力，让事情变得更有意义，这很神奇），并保护我们免受与焦虑有关的疾病的困扰。强大的社会纽带也帮助人们更快地从疾病中恢复。所有这些就是我们所说的社会支持，而缺乏社会支持对我们的健康来说就像吸烟、肥胖或缺乏体育锻炼一样糟糕[2]。如果说你的宠物为你提供情感支持，可能有点牵强，但它确实提供了陪伴，而这已被证明和人类关系中一些改善我们健康的因素是相同的。例如，宠物已被证明对度过丧亲的早期阶段有帮助。

养宠物对我们大脑的影响也可能和人类关系对大脑的影响相仿。一项小型研究在磁共振扫描仪中观察了女性在观看她们的狗和她们的孩子的照片时的大脑，发现这两种照片激活了一些涉及情感、奖励、归属感和社会认知的相同区域。这些女性还对照片进行了评分，认为两种照片引起了类似的愉悦感和兴奋感，不过也有一些区别。当她们看自己的孩子时，大脑对情感、奖励和归属感的反应更强烈，而当她们看自己的狗时，大脑中与面部视觉处理和社会认知有关的区域活动更多③。尽管如此，这可能有助于解释为什么有些人甚至像对待真正的婴儿一样对待他们的宠物，并对这种联系有如此强烈的感受。

监狱里的宠物狗

动物在帮助人们改善心理健康方面的前景如此之好，以至于它们现在已经在各种环境中被测试。英国心理健康中心的一项试点研究旨在了解狗是否能帮助解决监狱中不断上升的自杀和自残人数的问题。研究小组带来了治疗犬，并允许有心理健康问题的服刑人员抚摸它们和玩捡球游戏。与这些动物的接触带来了巨大的行为变化，包括让服刑人员感到更平静；正如一个人报告的那样，"我不知道是什么原因，但即使我和它（治疗犬）一起跑来跑去的时候，我也觉得内心更好、更平静、更平和。"这些令人平静的效果往往是持久的；正如另一名服刑人员所说："我在接下来的一天里都特别高兴。"在与这些毛茸茸的朋友相处后，一些试验参与者也能够更好地调节他们的情绪，谈论他们以前难以解决的事情。④

监狱只是一个开始，动物还被用于许多其他场所，以帮助人们提高心理健康水平，从精神病院到在机场安抚焦虑的旅客的神经。情绪支持动物被认为能够帮助患有精神健康状况（包括抑郁症和创伤后应激障碍等）的人，这些动物不仅包括猫和狗，还有兔子、仓鼠、鸭子、孔雀等。宠物并不只是人类陪伴的简单替代品，它们也有其独特的品质。正如监狱审判中的一名囚犯所指出的，狗不会以你过去的过失来评判你。如果一只猫表现得很冷漠，你也不会认为它是针对你的——这只是它们的方式。

然而，并不是每个人都相信这种对动物的舒缓作用的迷恋有好处。部分原因是研究的结果不一。在我们有更多结论性的证据之前，这些说法中的一些内容仍然是不确定的。你可能会觉得，这并不重要，只要人们因此感觉更好。最近对猫和狗主人的调查显示，许多人认为他们的宠物对保持他们的心理健康很有帮助，尤其是猫。⑤

专业人士也持相同的观点。一项调查发现，97% 的医生相信养宠物对健康有益。⑥但一些专家担心，出于健康原因被鼓励养宠物的人可能会低估养宠物所需要的工作量，从而对动物造成伤害。⑦

当然，养宠物也会有坏处。动物的死亡可能让人很难接受，特别是如果你的宠物与你已经失去的人有密切的联系。研究表明，有些人回避为严重的疾病寻求帮助是因为他们害怕在寻求帮助时失去他们的宠物。

模棱两可的证据

这对我们来说意味着什么呢？如果你已经养了一只宠物，或者正在认真考虑养一只宠物，那么你很可能已经相信了养宠物的好处。对于那些希望通过动物来解决具体的健康问题的人来说，应该谨慎对待这些证据，而且动物可能对某些群体比另一些更有益处。2020 年的一项综述研究发现，至少在老年人中，伴侣动物可以帮助减少心理健康问题的症状，包括抑郁症、焦虑症、认知障碍及阿尔兹海默症的行为和精神症状。[8]但是当涉及身体健康时，研究结果就不那么令人信服了。如果医生要给人们开出宠物处方，科学证据还需要达到一定的水平。

同时，也还有其他选择。在日本，宠物咖啡馆的热潮正在蔓延，所以找到一个地方一边喝茶，一边抚摸一只猫或兔子可能会提供一种快捷的解决方案。当然有证据表明，人们发现动物能使人平静下来，抚摸它们可以降低血压，增加大脑中令人感觉良好的化学物质。

研究人员也在忙着研究机器人宠物是否能够提供健康益处，而不需要人们当铲屎官。此外，宠物只是解决方案的一部分。2021 年澳大利亚的一项研究也表明，当人们在野外遇到动物时，会产生爱、归属感、积极性和获得理解的感觉。不仅如此，它还增强了互惠性，这意味着人们更有可能回馈和关心野生动物和他们身边的动物⑧——这对动物爱好者和动物都是双赢。

宠物可以对阿尔兹海默症有帮助的 5 种方法

动物辅助治疗，即动物成为治疗过程的一部分，已经在一些研究中对阿尔兹海默症患者进行了测试，并发现有许多好处。这些好处包括增加体育活动，减少孤独感，以及对记忆和沟通能力的短期改善。疗养院的阿尔兹海默症患者在每周接受动物辅助治疗后，他们的烦躁和攻击性水平得到了改善。在阿尔兹海默症患者的专门病房中引入水族箱，甚至被证明在两周后可以改善他们的营养。这与养宠物相比的好处是，你不需要成为宠物的主人，这可能需

要太大的投入。然而，最近的一项研究确实发现做宠物的主人很重要，研究显示那些拥有宠物的阿尔兹海默症患者更有可能每周散步 3 个小时，并感到不那么孤独，但前提是他们参与了照料动物。那些有宠物但没有照顾它的人，与那些没有宠物的人相比，抑郁情况更重，生活质量也更差。

第二十三章

光与暗的情绪促进作用

在下一个无云的夜晚，看一看天空。你能看到银河吗？如果可以，那你很幸运。由于光污染，2/3 的欧洲人和 80% 的北美人无法看到它。这个问题困扰着全球 80% 的地区，而且还在不断增加。根据预测，地球上人工照明的户外区域每年增长约 2%。

这很重要，因为人工照明正在扰乱我们的身体。地球上的动物，包括人类，都是按照昼夜 24 小时的周期进化的。在人工照明出现之前，我们的祖先如果没有用蜡烛或油灯找路，就会在晚上睡觉或聚集在篝火的温暖光芒下。他们会在自然的日光下醒来，并在户外度过许多时间。

今天，我们不仅将大部分时间花在室内（有数据估计，西方人有 90% 的时间在室内，而这是在新型冠状病毒大流行使世界大部分地区的室内时间平均增加 35% 之前），而且人工照明伴随着我们远远超过黄昏的时间，甚至在我们睡觉时也充斥着我们的房间。

光明的夜晚

我们很少在晚上经历黑暗，这是我们当代与光的关系影响到我们心理健康的三个关键方式之一。

理解其中的原因要从一个令人惊讶的新发现开始，该发现彻底改变了我们对人类感知光线的方式的理解。你可能听说过在你眼睛后面的视网膜上排列着视杆和视锥。视锥对色觉很有用，而视杆则探测光线，有助于在更晦暗的光线下看清东西。但令人惊讶的是，直到 1999 年，牛津大学的拉塞尔·福斯特和他的同事们才发现在视杆和视锥后面有一套全新的传感器，其工作是测量光线并使我们的身体时钟与环境同步。顺便说一下，这就是为什么失明的人即使在视杆和视锥不工作的情况下，仍能保持他们的昼夜节律（也是为什么，如果他们被摘除眼睛，他们的身体时钟会发生巨大的转变）。

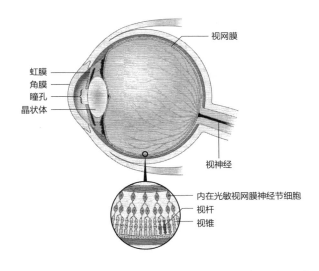

这第三种受体被命名为"内在光敏视网膜神经节细胞"，简称 ipRGCs，对任何类型的强光都有反应，但对蓝光特别敏感。这是我们通常会在一天的早些时候经历的那种光，因为阳光在早晨含有更多的蓝光，在黄昏时转为较红的光。当光线照射到眼睛的 ipRGCs 细胞时，它们会发出信号，直接作用于大脑中的主时钟，即一小块被称为视丘上核（SCN）的细胞，告诉它现在是一天中的什么时间。视丘上核反过来又控制我们全身细胞中的体表时钟，使我们所有的器官和系统保持同步工作。而这个主时钟也为褪黑激素的释放设定了计时器，褪黑激素是一种在夜间增加的激素，告诉我们是时候睡觉了。

因此，这组新发现的细胞对于设置我们的身体时钟，指示我们的大脑何时应该起床，何时应该睡觉，以及确保整个身体作为一个协调的整体工作至关重要。

但还有更多发现。这些细胞也直接与参与控制我们情绪的大脑区域对话，因此人们担心干扰它们的信号可能与情绪障碍有关。动物研究为这一想法提供了依据，因为在小鼠的笼子里把灯光打乱会导致它们类似抑郁症的症状。而且现在有一个逐渐达成的医学共识是，在错误的时间，也就是在晚上，接触光线可能影响我们的情绪。

这种额外的光线可能损害我们情绪的一种方式是通过睡眠。即使是夜间的低水平光线也会强烈抑制褪黑激素的产生，这会迫使我们的身体时钟进入一个较晚的周期，导致我们变得更像个猫头鹰，而且不需要你粘在你的手机上也会受到影响。光照强度通常以勒克斯为单位，一条住宅侧街的照明度约为 5 勒克斯。相比之下，一个阴天的夜空的测量值只有 0.00003 ~ 0.0001 勒克斯，而一个满月通常在 0.1 和 0.3 勒克斯之间。2016 年，美国医学协会发布了一份报告，反对使用蓝光 LED 路灯，因为它们对我们的健康有不利影响，但即使是标准照明也会影响我们的睡眠。研究表明，室内灯光（如电子阅读器和夜灯）会干扰睡眠时间和睡眠质量。例如，在40勒克斯的夜灯下睡觉的人，被发现有较浅的睡眠和更多的夜间唤醒。在大型研究中，室外光污染与睡眠不佳、白天嗜睡、打鼾和失眠有关，所有这些都会对情绪和心理健康产生破坏性影响。

然而，睡眠并不是全部，因为在错误的时间暴露在光线下的小鼠在睡眠没有任何变化的情况下也产生了抑郁症状。激素可能在这里发挥了作用。以糖皮质激素为例，它参与调节我们的应激反应，并与一些重度抑郁症患者的病情有关，这些激素依靠早晨的第一束光来正常运作。

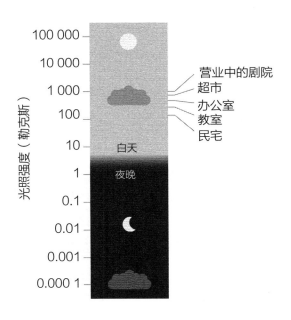

光对认知的影响

在错误的时间暴露在错误的光线下对我们的情绪不利，但对认知方面是否有影响呢？时差在这里是一个有用的代表，因为受到时差影响的小鼠产生了记忆问题，而且海马体的神经生成也减少了。空姐和空少也受到影响：恢复时间短的长途飞行已被证明会让反应时间减少 10%，引发其他认知缺陷，并导致某些大脑区域的萎缩。非常近期的研究还表明，白天更好的光线可以改善大学生的学习和记忆力。由于光照对大脑的影响，包括对睡眠、昼夜节律和认知的影响，一些研究人员认为，简单地替换灯泡可能是一个令人难以置信的简单方法，可以在一夜之间提高所有儿童的学业成就。我们的认知能力也可能在一年中有所不同，一项研究显示，当面临认知任务时，与记忆和注意力相关的大脑区域内的活动有季节性的高峰。一种观点认为，大脑必须以各种方式更努力地工作，以补偿季节带来的影响，从而保持一个恒定的功能水平。如果这是真的，那么可能是这个系统在患有季节性情感障碍的人身上没有正常工作，这些人在冬季往往感到忧郁。

令人担忧的是，夜间暴露在光线下也可能导致大脑结构和功能的变化。暴露在持续光线下的小鼠在其海马体区的神经生成较少，这与抑郁症的行为相吻合。红光的影响并不像蓝光那样糟糕，而蓝光正是我们的屏幕和明亮的人工照明所发出的那种光。在错误的时间暴露在错误的光线下也可能影响我们的基因活动，包括那些涉及精神疾病的基因。这主要是因为我们所有的基因中有 20% 是根据我们的昼夜节律来表达的。[①]而夜间的光线也可能影响我们大脑中被称为神经递质的信号化学物质的运作方式。

综上所述，这些证据强烈地指向这样一个观点：在夜间获得过多的光照并不是一个明智的主意。问题是，由于我们大多数人都暴露在光污染中，很难衡量它到底有多糟糕。两个非常不同的人群的洞察也许可以帮助澄清这种情况。

其中一个发现来自生活在芬兰的人，他们生活在北极圈以北，那里的太阳在夏季连续 60 天不落，在此期间，有报道称暴力自杀事件急剧增加。[2]另一个发现来自遵循旧秩序的阿米什人，他们生活在工业化之前的生活方式中，并避免使用人工照明。在 2020 年的一项研究中，一群阿米什人佩戴了活动和光线追踪装置，显示了他们与阳光的关系是多么不同。[3]研究发现，阿米什人在早上刚起床的时候非常活跃，然后在临睡前减少活动，在日落时上床睡觉。与芬兰人不同，阿米什人也有非常强烈的明暗模式。白天，它们的光照超过 1 000 勒克斯（相比之下，我们的家庭和办公室的光照往往在 100 ~ 300 勒克斯左右），而在晚上，他们的光照不到 10 勒克斯，睡觉时降到只有 1 勒克斯。值得注意的是，阿米什人的抑郁症发病率非常低。

黑暗的白天

如果这些人群教会了我们什么的话，那就是晚上光线太强是一个坏主意。这项研究中的阿米什人还向我们指出了我们与光的关系是不正常的的另一种方式。除了在晚上暴露在更明亮的灯光下，我们的白天也是在相对阴暗的环境中度过的，导致我们的昼夜节律变得扁平了。

你的家或办公室可能感觉上很亮，但实际上它更接近于黄昏而不是白天。大多数室内照明在 100 ~ 300 勒克斯左右，而室外即使是阴天也在 1000 勒克斯左右，在阳光直射下会上升到 100 000 勒克斯以上。

暴露在清晨明亮的光线下对设置我们的昼夜节律钟特别重要，这可能是疫情期间人们报告的所有情绪低落和睡眠障碍的原因之一，因为有这么多人在家里工作。

一项被广泛引用的研究显示了这种影响有多大：它发现在早上 8 点到中午 12 点之间暴露在明亮光线下的人在晚上平均需要 18 分钟才能入睡，而暴露在低光线下的人则需要 45 分钟。他们还多睡了 20 分钟[④]，其他研究表明，如果白天暴露在明亮的光线下，晚上的睡眠中断和碎片化程度会降低。

早晨的蓝光也使我们感到更加警觉，即使是低剂量的蓝光，暴露在低强度蓝光下一小时所产生的警觉水平相当于喝了一杯特浓咖啡。[⑤]

考虑到这一点，你可以做一些简单的事情来增加你对这种重要光线的接触（见上文方框中的内容），包括早上第一件事就是出门。

在一天中较早的时候获得光照，有另一个有用但未被重视的优势是，它可以缓解在错误的时间暴露在蓝光下的影响。一项研究发现，达到这样的效果需要 3 个小时。而且一天中较早时候的明亮光线也提高了参与者的反应速度，这种认知提升可以在一天内持续很久。换句话说，明亮的光线不仅可以提高你的情绪和警觉性，它对你的身体时钟的强烈影响也可以抵消晚上暴露在光线下的不利影响。对于想要在晚上沉迷于屏幕时间的人来说，这是一个方便的生活秘诀。⑥

如何调节你的光照，以改善大脑健康

- 在你的一天中规划出户外时间。选择坐在外面吃早餐或午餐，在外面锻炼，如果可能的话，考虑在通勤时步行或骑自行车。

- 当你这样做的时候，喝一杯咖啡。蓝光和咖啡因是一个组合，放在一起，可以改善情绪。

- 在离窗户几步远的地方，勒克斯就会明显下降，所以当你在室内时，只要有可能，就选择靠窗的座位。

- 与其用人工照明来对抗黑暗，为什么不拥抱漫长的夜晚，采用一种高格调的舒适，用低亮度的灯光或蜡烛。

- 如果你有孩子，把他们的夜灯换成发出红光而不是蓝光的，以提高睡眠质量。

感到忧郁

这也引出了光线影响我们心理健康的第三种方式——我们对屏幕的迷恋。由于这些设备发出的蓝光，在谈到昼夜节律健康和良好的睡眠时，它们已经成为我们的头号公敌。

我们到底应该多相信这些说法呢？让我们回忆一下，眼睛里的ipRGCs更容易被蓝光激活。一项经常被引用的研究发现，如果人们在睡前阅读电子阅读器，而不是普通的书，则需要更长的时间来入睡。⑦除了改变褪黑激素的分泌，从而改变我们

的身体时钟外，来自手机和平板电脑的光线还影响慢波睡眠，我们知道慢波睡眠是具有深度恢复性的。它还会影响生长激素，所以睡前看屏幕的孩子可能会有生长和大脑发育的变化。生活在有更多外部照明的城市环境中的青少年更有可能成为夜猫子，在晚上使用电子媒体的人也是如此。即使是胶状淋巴系统，即在夜间启动的重要的大脑清洁网络，也可能受制于昼夜节律，因此通过改变我们的身体时钟，我们可能会影响到大脑重要的自我清洁能力。

所有这些都为禁止在卧室使用手机提供了强有力的理由，但有些人认为这个问题被夸大了。最近一项关于屏幕使用的研究发现，要破坏褪黑激素的产生，你需要暴露在85勒克斯的环境中一个小时——这大约是你从平板电脑上会得到的，但从手机上不会。不过，还有一个你的手机可能会让你在晚上睡不着觉的原因。无论你是在浏览社交媒体，检查明天的待办事项，还是计划你的下一个假期，这些内容都可能（对你的大脑）过度刺激，让你的大脑在你想休息的时候却转个不停。因此，如果你能忍受，你最好把你的手机留在卧室外面，或者至少在睡前1小时关闭手机，把超蓝光留到早晨我们最需要它的时候。

然而，有些人，包括轮班工作的人，在他们的身体和头脑应该关闭的时候却别无选择，只能保持清醒。随着年龄的增长，我们的昼夜节律变得迟钝，而且进入视网膜的光线也越来越少，这意味着老年人也已经面临更多的昼夜节律紊乱的风险。还有一些特殊的群体，例如，那些在医院和护理院的人，他们经常在夜间承受明亮的光线——无论是为了他们的安全，还是仅仅因为他们在一个繁忙的病房里。

最近的一项研究发现，给护理院的人在白天提供更多的富含蓝色的光线，而在晚上减少富含蓝色的光线，会减少跌倒的发生。如果你给重症监护室的护士提供更好的照明，医疗错误就会减少 1/3。这些影响可能节省数十亿的健康支出，也可能会拯救生命，而所有这些只需要改变照明这件简单的事情。

第二十四章

大自然对心理健康的益处

下次你需要振奋精神的时候，可以尝试泡一个长长的澡。在大自然中。日本的"森林沐浴"或"森林浴"的做法是一个成熟的传统，鼓励人们花时间在户外，通过所有的感官与大自然联系。它之所以流行起来，是因为被研究证明可以对身体和心灵有镇定作用，可以降低心率、压力荷尔蒙和血压。

我们早就知道花时间在户外有利于身体健康，但在过去十年中，大量的研究发现它对我们的精神健康也有好处。第一个引人注目的发现出现在 2013 年，英国埃克塞特大学的马修·怀特 (Mathew White) 博士和他的同事对一些搬家的人进行了跟踪调查，发现搬到绿化更好的城市地区对心理健康有更大的好处。[①]

与自然的联系

就在我们比以往任何时候都更多地生活在城市环境中的时候（根据联合国的数据，到 2050 年我们 2/3 的人将生活在城市里），[②]我们已经发现，花时间在户外的好处远远不止有森林浴的减压效果。与大自然的联系已被发现可以改善情绪、幸福感和健康，并减少精神痛苦。[③]我们的思维能力也会受益，研究证明，在大自然中度过时间可以提高注意力和记忆力、创造力、想象力和儿童的学习表现。它能改善社会交往，并能使人们对自己的生活有更大的意义感。它还可以改善睡眠，还被证明可以帮助人们解决包括抑郁症、焦虑症和注意力缺陷多动障碍（ADHD）在内的问题。一些医生甚至已经开始给他们的病人开出让他们去大自然里度过时间的处方。

大自然可以成为一种滋补品，这对许多喜欢户外活动的人来说并不奇怪。这也是有道理的——我们的物种并不是为生活在城市里而进化的。生物学家威尔逊（E. O. Wilson）用"生物亲和力假说"来解释这一点。该假说认为，我们的大脑天生就是在寻求与自然的联系，因为这是我们进化过程中的环境，而这与我们今天所生活的环境非常不同。换言之，是我们的早期环境塑造了我们的大脑。

另一个流行的解释被称为注意力恢复理论。简而言之，是说我们集中注意力的能力可以通过在大自然中度过的时间得到恢复。这种想法认为，注意力可以分为两种类型：非自愿的，我们的注意力被引人入胜的或重要的刺激物所吸引（例如，在咖啡馆里坐在你身后桌子旁的夫妇之间的亲密对话），以及定向或自愿的注意力，即你积极地专注于某些东西（例如，在你开始偷听之前你正试图阅读的那本书）。这需要心理学家所说的"自上而下"的控制，这意味着我们的思想在控制我们的行动。相比之下，"自下而上"的思维是感官信息在影响我们的思想。在定向注意期间，我们还需要抑制分心，这是很费神的。

而这就轮到大自然出场了。它迸发着微妙的、内在迷人的、吸引人眼球的刺激，这很容易触发自下而上的、不由自主的那种注意力，使思考的头脑得到休息，从而使它能够得到补给。

如果你曾经在观看了灿烂的夕阳或凝视在微风中摇曳的树木后感到精神振奋，那可能是因为这些景象让你用来工作、集中和专注的自上而下的过程得到了休息。

城市环境被认为不那么具有恢复性，因为它们不是那么被动，而是突然抓住我们的注意力，需要我们采取行动，如跳出快速移动的车流，大脑没有机会获得它急需的休息。④

可能还有其他原因，你的大脑会从在大自然中度过的时间中受益。更多的日照时间是一个明显的优势，我们知道这可以改善我们的情绪，调整我们的昼夜节律并改善睡眠。而较低的空气或噪声污染水平都会对心理健康产生积极影响。

我们与绿色空间的联系也有特别的作用。怀特已经做了研究，测量人们在其住宅周围拥有的自然环境的数量，以及其他因素，如他们在那里花了多少时间，以及他们在这段时间内做了什么。他的团队还收集了一些数据，如人们如何评价自己的健康状况，以及关于焦虑和抑郁症的医疗记录。他惊讶地发现，积极的心理健康的最大预测因素不是与自然的接近程度或在自然中度过的时间，而是人们与自然的心理联系。⑤当然，最好的情况是你住在离它很近的地方，花很多时间在里面，也能感受到这种联系。

那么，现在你比以往任何时候都更有理由去当地的公园或绿地了，如果你已经想到了运动对心理健康的许多积极好处，你可能会选择在户外出出汗，而不是在健身房，以获得双倍的好处。

充分利用大自然的小贴士

- 戴上手表：根据一项对近两万人的研究，每周在大自然中的时间超过大约两小时会对健康有好处。时间越多越好，直到五小时。过了这个时间点，所获得的好处就趋于平稳。

- 按你的方式做：不管这个时间是一次性花完还是在一周内分成很多小块，这都不重要，这应该使达到这个目标变得相当容易。一项研究发现，能产生效果的最短时间是 10 分钟——所以把它作为最低限度。

- 建立联系：如果你觉得与大自然有联系，那么在户外活动的好处就特别大，所以要想办法与之接触，无论是观察季节变化、进行园艺，还是发现鸟类、树木和其他野生动物。

- 保暖：这些对心理健康的好处不仅适用于夏季，也适用于冬季，这时我们中的许多人最需要这种好处，所以尽量在全年中都保持这种联系。

- 按自己的意愿行事：患有抑郁症和焦虑症等心理健康状况的人，当他们花时间在大自然中时，会感觉更好，但这必须是他们的选择（所以在一些国家里正在开的自然"处方"可能会适得其反）。当他们感受到社会压力时，他们对出游的幸福感就会降低，反而会更加焦虑。

- 质量大于数量：绿色空间的具体特质似乎比空间有多大更重要。特别是两种特质已被证明可以减少压力：作为避难所的空间，以及那些真正让你感觉是在大自然中的空间。避难所往往被定义为那些被灌木和植被包围的空间，在那里人们感到安全。花时间在那些令人感觉特别宁静的地方也与女性患精神疾病的风险降低有关。

积极的波浪

如果你有幸生活在大海、大洋或湖泊边，那么你获得的益处应该更大。在过去的几年里，包括很多来自欧洲的研究人员在内的一些研究已经将注意力转向这些"蓝色空间"。当蓝色空间与森林和公园等绿色空间进行比较时，蓝色空间的得分始终较高，而其中最好的是居住在蓝绿交汇的地方。

怀特指出，对于健康来说，与就业、婚姻满意度和孩子是否快乐等重大的因素相比，自然的影响只能是微不足道。尽管如此，他的研究发现，居住在蓝色空间附近可以为一些由社会经济差异造成的心理健康水平不均等现象带来缓冲。林地往往主要由中产阶级使用，而海滩则由整个社会的所有人使用。现在有两项大型研究表明，住在海边的穷人在精神和身体上都比他们在重大因素（如失业和贫困）的影响下应该有的更健康。虽然他们的健康状况仍然比富裕的人差，但没有你想象的那么多，所以住在海岸附近可以缩小健康不平等的差距。

为什么蓝色空间比绿色空间更好呢？研究者在询问人们的经验的过程中发现几个主题。其一是蓝色空间，特别是海岸，往往涉及变化的模式，这是你在绿色空间中得不到的。潮起潮落，海浪反复拍打着海岸。除了这种活动，还有声音，甚至光线的变化，这是你在公园或森林中所经历不到的，而这些持续的变化以一种符合注意力恢复理论的方式吸引着人们的注意力。这些迷人的环境变化有一种不具威胁性的能量，它们引发了科学家所谓的"软着迷"，将我们的注意力从更具体的想法上转移开来，甚至可能是与抑郁症有关的负面反刍想法。

研究发现的另一件事是，蓝色空间带来了某些绿地所没有的行为，玩沙、游泳、划船等。孩子们说，当他们去海边的时候，他们的父母会更多地与他们一起玩耍和接触。这些类型的活动似乎能与朋友和家人建立强大的积极社会经验，而度过这种高质量的时间继而对情绪和健康更有利。

对孩子的益处

每个有小孩的父母都会有这样的经历，他们迫切地想要走出家门，即使是去附近的公园也会获得明显的、神奇的恢复作用。这不仅是释放一些压抑的能量，可能还有更多的原因。进入大自然对孩子的好处是巨大的，从更好的学习表现到改善情绪和注意力，以及有助于治疗多动症。儿童时期的自然经验也可以促进成年后的环保意识。有机会进入城市绿地也可以在儿童的社会网络和友谊中发挥作用，甚至促进跨文化的社会包容。

海边同样也有神奇的力量。马修·怀特博士对那些因行为问题而被学校开除或有可能被开除的儿童进行了研究，他们参加了一个为期12周的冲浪项目。除了变得更健康，这些孩子最终对他们的学校和友谊有了更积极的态度，也有了更积极的身体意象，这一点特别重要，因为在青少年早期，这是整体健康的最大预测因素之一。

次好的事情

如果你真的不能到大自然中去，有一些方法可以让你在自己家里获得同样的好处。研究发现，只是看自然界的图片或观看自然历史纪录片也可以获得类似的效果，增加积极性和击败无聊。联结感似乎又是这里的关键。在最近的一项实验中，研究者比较了人们在看标准电视、有360°体验或完全在虚拟现实中观看自然历史影片片段的反应，在VR中观看影片对情绪的改善最大，因为观众可以与他们周围的物理空间互动。

随着虚拟现实技术变得更加成熟和更加便宜，它对为行动不便的人提供提升情绪的大自然环境有了巨大的潜力。这种虚拟的自然环境也可以帮助那些因为抑郁症而难以离开家的人，可能会改善他们的症状，使他们最终愿意冒险出去。

VR 在临床环境中也有前景。一项研究发现，在拔牙时用虚拟现实在海滩边进行漫步的人体验到了较少的疼痛、焦虑和压力，而且与那些在小镇上进行虚拟漫步或根本没有进行虚拟现实体验的人相比，他们对之后要回到牙医那里感到更愉快。研究人员现在正在研究是否可以纳入其他自然元素，如声音和气味。有一天，甚至有可能开发出专门定制的虚拟现实自然之旅，为阿尔兹海默症患者和其他形式的记忆丧失者带来记忆的提升。

最后，所有这些对大自然来说也可能是个好消息。当人们生活在离自然更近的地方，花更多的时间与自然联系，他们也会发展出更多保护环境的行为，如回收和为环保事业做志愿者。

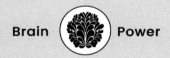

第六部分

健康身心

很多成年人会害怕中年的到来是可以理解的。我们的身体设置让我们的身体机能在生殖期达到顶峰。一旦我们的基因，至少在理论上，被传给了后代，我们的身体就开始逐渐被损耗了。发生一些小故障会对 DNA 的损害更大，免疫系统的效率会更低，头脑更糊涂……这样的例子不胜枚举。但是，即使衰老是不可避免的，我们身体衰老的程度和速度，在很大程度上是我们可以控制的。

这方面最重要的例子之一是免疫系统。炎症是身体对伤害或感染的一线反应，当我们遇到困难时，它能使我们保持健康，但是过多、持续时间过长的炎症，会对身体和心智产生灾难性的影响。炎症随着我们年龄的增长而增加，但是如果我们看看那些已经达到 100 岁的成熟年龄的人，他们的炎症水平看起来就像年轻了 40 岁的人。这种"生理"而非时间上的年龄在很大程度上是生活方式选择的反映。

除了大脑之外，免疫系统可能是你身体中最复杂的系统，而且我们才刚刚开始了解它与精神健康之间的联系。即便如此，如果我们想获得那些百岁老人所拥有的一些东西，希望保持我们的免疫系统比我们的实际年龄更年轻，并控制我们的炎症，已经有很多事情可以做了。从正确的饮食和运动开始是最好的了。

此外，还有其他更简单的方法来保护我们老化中的大脑，我们在本节中会探讨其中的两个。一个是牙齿卫生。你的牙齿与你的大脑有什么关系？如果某个阿尔兹海默症的新理论是可信的，那么可以说有很多关系。另一个是要注意你的听力。由于和助听器相关的污名化，以及如果你需要佩戴助听器就说明你在变老的隐性观念，许多有听力问题的人几十年都没有寻求适当的治疗。然而，听力损失是阿尔兹海默症最大的可预防风险因素之一，获得帮助有助于消除一些危害。这一切都表明，照顾好我们的身体健康对我们的认知和心理健康也会产生足以改变人生的影响。

第二十五章

炎症会扰乱你的心智

我们的免疫系统是为了保护我们而进化的。然后现代生活出现了。如今，我们许多人的生活方式会导致免疫系统失控，而这与许多身体和精神疾病有关，从哮喘和关节炎到抑郁症和阿尔兹海默症。罪魁祸首就是炎症，这是身体抵御细菌和病毒等异物入侵的第一道防线。

炎症是一种钝器，对任何种类的感染或伤害都有反应。想象一下，你用一把脏的刀割伤了自己的手。炎症反应的工作是迅速将免疫细胞送到现场，杀死进入身体的任何病原体，如细菌，然后为修复伤口创造条件。首先，血液涌向受感染的区域，随着血管的扩张导致发热和发红。这种增加的血流带着重要的分子，包括免疫细胞，如白细胞。血管也变得更加渗漏，允许免疫分子涌入感染区，从而导致肿胀。被送到该部位的专门的免疫细胞现在能够像一个微小的吃豆人一样摧毁并吞噬来自刀口的任何细菌，并清理混乱，以便组织修复能够开始。

到目前为止，炎症反应似乎非常有用。但是，当我们今天的生活方式使这个精心演化的系统失去平衡的时候，问题就出现了。压力是最大的罪魁祸首之一（正如我们在第二十九章中详细讨论的那样），因为在我们进化的过程中，感到压力是一种迹象，表明我们有可能遇到某种攻击并可能受伤因此让免疫系统做好准备以应对感染。而长期的压力使免疫系统和炎症反应的工作时间过长。

肥胖是另一个因素，因为脂肪细胞储存了大量的炎症分子，称为细胞因子。当我们积累了大量的脂肪时，这些分子会泄漏出来，导致持续的低水平炎症。体重增加太多也会扰乱肠道微生物组，导致肠道漏气，这也会引发炎症。①

免疫年龄

而有些因素会更难控制。随着我们年龄的增长，炎症水平逐渐上升是正常的，这个过程被称为"炎症老化"。由于炎症现在与许多疾病有关，特别是那些随着年龄增长更容易发生的疾病，科学家们对如何利用免疫系统（特别是炎症）来衡量人们的"生理年龄"越来越感兴趣。

生理年龄的概念是，如果有两个人的生日蛋糕上有相同数量的蜡烛，其中一个人可能因为他的生活方式而在身体上年轻很多，因此可能活得更久——这个人的生理年龄较低，即使两个人的年龄是相同的。虽然有不同的方法来测量一个人的生理年龄，但炎症水平格外有吸引力，因为我们已经有了治疗炎症的药物。而且因为生活方式因素也在其中起作用，我们有很多可能的方法来逆转炎症时钟。

为什么炎症会随着我们年龄的增长而增加呢？一个原因是一些免疫细胞随着我们的年龄增长开始表现不稳定，包括中性粒细胞，这是一种在炎症期间涌出血管以消灭任何有害入侵病原体的细胞类型。在我们的晚年，这些细胞失去了它们的方向感，在检测异物方面变得更糟，并在它们工作时造成破坏，引发更多炎症。幸运的是，有一些简单的方法来控制这一过程——服用他汀类药物和每天走一万步都被证明可以让我们的中性粒细胞保持年轻。

目前，还没有广泛可用的来测试你炎症年龄的方法，但科学家正在努力。2021 年，美国的研究人员开发了第一个炎症老化时钟，称为 iAge，它能测量人们的慢性炎症水平，并预测他们的年龄相关疾病的风险，如神经退行性疾病。该工具是利用从 8 岁到 96 岁的 1 000 多人的时间年龄和健康标准开发的。[①]当该团队在一群百岁老人身上测试这个时钟时，他们发现他们的 iAge 年龄平均比他们的时间年龄小 40 岁，这表明炎症对健康老龄化是多么重要。现在的希望是能够方便地测量炎症，如通过血液测试，这将为我们提供一种监控生理年龄的方法，并在需要时采取措施，通过药物和生活方式的改变来防止进一步的损害，甚至可能逆转时钟。

生病时的行为

测量人们的慢性炎症基线水平会有帮助的另一个原因是它对大脑的影响。炎症除了向伤口或创伤部位发送细胞大军以消灭任何入侵的病原体外，还向大脑发送信使，而大脑拥有自己的免疫系统，被血脑屏障与身体分开。在这里，大脑的神经炎症系统启动，引发我们在生病时体验到的各种行为——昏昏欲睡、食欲不振、社交退缩、嗜睡和情绪低落。这些与我们在抑郁症中看到的那些行为非常相似。

这在我们真正生病时非常有用——待在家里盖着羽绒被意味着我们会得到休息，让身体把能量从其他任务中转移出来，集中精力做它需要做的事情，使我们的病情好转。这也意味着我们不太可能去传染其他人。

但是，如果炎症因为我们的生活方式而保持在高位，它会向大脑发出信号，让它在并不需要的时候保持这些病态行为，现在已经有很多证据将抑郁症和免疫系统联系起来。患有会过度激活免疫系统的疾病的人有更高的抑郁症发病率，包括Ⅱ型糖尿病患者，他们的抑郁症发病率是普通人群的两倍。③超过1/3的哮喘患者（由肺部炎症引起）有抑郁症，而那些同时患有哮喘和抑郁症的人往往会有一种炎症细胞因子水平特别高。④炎症水平高的儿童在年满18周岁时也更有可能遭受抑郁症的困扰。

那么，显而易见的问题是，有助于抑制炎症的药物是否也能缓解一些抑郁症的症状。毕竟，我们有一个已经被批准的抗炎药物库，每天有数百万人在使用，包括普通的阿司匹林、他汀类和一些抗生素。这方面的一些证据看起来很有希望。最近的一项研究汇集了26项不同研究的结果，测试了各种抗炎药物，发现与安慰剂相比，这些药物在减少抑郁症症状方面总体上要好52%，在消除症状方面要好79%。当这些药物与标准的抗抑郁治疗方法一起使用时，甚至更为有效。⑤

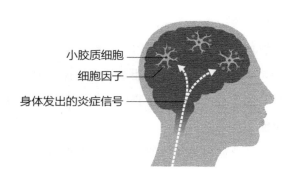

小胶质细胞

细胞因子

身体发出的炎症信号

关闭开关

我们现有的大多数抗炎药物都是通过从源头阻止炎症发生来起作用的，但也可能有另一种选择：一个潜在的炎症"关闭开关"。最近有研究发现，免疫系统会产生一种叫作消散素的化学物质，其作用是在伤害源被解决后关闭炎症，并且这些化学物质被发现在慢性炎症患者中似乎不能正常产生，这提供了另一种可能的治疗途径。现有的防止免疫反应启动的抗炎药物可能使人们面临感染的风险，因此一种在需要时关闭系统的治疗方法会是更可取的。目前，已有研究在探索可以做到这一点的药物。

但是消炎药，无论它们是阻止炎症启动，还是帮助关闭炎症，都不会是治疗抑郁症的灵丹妙药。大约 1/3 的抑郁症患者有高水平的炎症，所以这似乎只是抑郁症复杂和多方面的潜在成因中的一种。它当然不会对所有人都有效。而且在一些人中，这种治疗甚至可能是有害的。一些研究发现，抗炎药只对那些一开始就有高水平炎症的抑郁症患者有帮助。⑥在其他人中，它实际上会使他们的症状恶化。因此，将正确的药物提供给正确的病人将是关键。

同样重要的问题是，当我们中的许多人由于压力、肥胖、衰老和其他生活方式因素而长期处于炎症水平时，为什么只有其中一些人得了抑郁症。一个答案可能是，存在一个炎症的阈值水平，而超过这个阈值就会出问题。这意味着那些有高水平炎症倾向的人，可能是因为早期的童年创伤，也许会有更大的风险。这也是为什么炎症时钟会是一个特别有用的工具。

炎症也和阿尔兹海默症有关，尽管它所扮演的角色还远未明确。阿尔兹海默症患者的大脑中的炎症细胞因子水平往往较高，但我们并不完全清楚它们是否是疾病期间形成的淀粉样蛋白沉积的后果，或者它们是否可能是原因。

有一种理论是，大脑中被称为小胶质细胞的免疫细胞在费力地清除阿尔兹海默症斑块，导致小胶质细胞不断被激活。然后，当炎症因其他生活方式因素（如肥胖）而发作时，随之而来的大脑信号使这些免疫细胞进入超负荷状态，并最终杀死脑细胞。

然而，在 2020 年，美国的研究人员发现，一种为应对感染而产生的炎症蛋白直接导致斑块在大脑中沉积，并且在小鼠的大脑中去除这种蛋白会减少淀粉样蛋白的数量，这表明炎症本身可能导致淀粉样蛋白的堆积。与抑郁症一样，希望能通过了解炎症在阿尔兹海默症中的作用带来新的治疗方法，尽管阿尔兹海默症的药物试验会更难进行，特别是这种疾病的缓慢发展意味着试验会是缓慢和非常昂贵的。

　　然而，非常清楚的是，在错误的情况下，我们的免疫系统并不总是以我们的最佳利益行事。它不像许多其他健康迹象那样易于观测，但它在我们的身体和精神健康方面的重要作用意味着我们需要照顾它。值得庆幸的是，我们可以做很多事情来让它为我们战斗，而不是与我们战斗。

你能做些什么来减少炎症

- 消散素是身体产生的用于关闭炎症的化学物质，由欧米茄-3脂肪酸制成。因此，确保你大量摄入它们，而它们最好的来源是像鲑鱼这样的油性鱼类。

- 健康的饮食可以保护我们免受炎症的影响。选择新鲜水果和蔬菜，以及全谷物，避免过多的糖和含有甜味剂和乳化剂的加工食品。

- 研究发现，定期练习瑜伽可以减少炎症，而这可能是通过降低压力水平实现的。对小鼠的研究表明，拉伸也可能直接舒缓发炎的肌肉。

- 锻炼肌肉的运动，如步行、跑步或阻力训练，是另一种策略。骨骼肌可以调节炎症，每天走一万步的人，其免疫细胞看起来更年轻。

- 减去多余的身体脂肪将减少从脂肪中漏出的炎症细胞因子的数量，因此有助于减少慢性炎症。

第二十六章

保护牙齿能避免
阿尔兹海默症

如果对牙医椅的恐惧使你不敢定期检查或为牙龈出血寻求帮助，这里有一些消息很可能会改变你的想法。2019年，一个激进的新想法挑战了我们对阿尔兹海默症及一些其他疾病病因的理解。而这一切都从你的牙齿开始。

正如我们在前面的章节中所看到的，目前普遍的观点是，根据淀粉样蛋白假说，阿尔兹海默症是由一种叫作β-淀粉样蛋白的有毒斑块及一种叫作涛的蛋白质在神经细胞内的缠结所引起。这些蛋白质会杀死脑细胞，或阻止它们有效沟通，这被认为是导致该疾病症状的原因。然而，经过几十年的研究，这种解释由于两个关键原因而落空。其一是许多大脑中有如上所说的阿尔兹海默症迹象的人并没有出现阿尔兹海默症状，而其他一些患有阿尔兹海默症的人基本上没有这些斑块和缠结。

对这一假说更具破坏性的是，几十年的临床试验显示，阻断淀粉样蛋白形成或清除斑块的治疗方法在真正减少该疾病带来的认知能力下降方面几乎没有成功。2021年，当药物阿杜卡努单抗（aducanumab，一种含有抗β-淀粉样蛋白抗体的疫苗）被美国食品和药物管理局批准时，人们大肆炒作，这是十八年来第一个获得批准的阿尔兹海默症药物。不幸的是，这个决定是有争议的，很大程度上是因为试验结果集中在药物清除斑块的能力上，但还没有显示出它对减少疾病的症状有很大的效果，另一个原因是一些人出现了强烈的副作用。[①]在开发解决淀粉样蛋白斑块的药物上已经花费了大量资金，但进展甚微，许多人认为我们可能是找错了目标。

根源

我们的嘴里有成千上万种细菌，有害的细菌被促进牙齿和牙龈健康的好细菌所控制。细菌在牙齿上形成一层薄膜，称为牙菌斑，如果它被允许堆积和变硬，就会刺破牙龈并引发炎症。这是一种对入侵微生物的适当免疫反应，旨在杀死入侵者，但如果持续时间过长，就会在牙龈下形成牙周袋。牙龈卟啉单胞菌是牵涉到牙龈疾病的关键细菌，它们在这种环境中茁壮成长。更重要的是，它有一些狡猾的伎俩来对免疫系统进行破坏。

首先，它能够阻止炎症反应的某些部分，同时保持其他部分的活性，这就产生了长期存在但非常无效的炎症。这种被削弱的免疫反应并没有设法杀死细菌，而是最终开始破坏我们自己的细胞。

一旦牙龈被感染，牙龈卟啉单胞菌还可以进入我们的细胞，包括白细胞，这是免疫系统本身的一个关键部分。通过在这些细胞中搭便车，该细菌能够躲避我们的免疫反应，并侵入远离我们口腔感染部位的远处器官。最终，牙龈卟啉单胞菌可以到达并进入大脑，它很可能是利用这种特洛伊木马的方式来穿透血脑屏障，而血脑屏障应该是阻止微生物入侵大脑的地方。

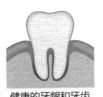

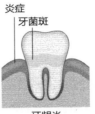

炎症
牙菌斑

健康的牙龈和牙齿　　　　　牙龈炎

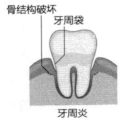

骨结构破坏　　　　　　牙槽骨丢失
牙周袋　　　　　　　深度牙周袋

牙周炎　　　　　　　严重牙周炎

DNA 证据

由于牙龈卟啉单胞菌善于隐藏在众目睽睽之下，它在阿尔兹海默症中可能发挥的作用被忽略了很长时间。但检测细菌 DNA 片段的技术为这一想法带来了新的曙光，在过去的几年里，各种证据的汇聚构建了一幅相当有说服力的画面。2019 年，一个研究小组，包括一些来自 Cortexyme 生物技术公司的研究人员对阿尔兹海默症患者的大脑进行了尸检，发现大多数人的大脑含有两种有毒的消化酶，而牙龈卟啉单胞菌用其来分解海马体中的人类蛋白质，我们知道这与阿尔兹海默症的记忆丧失有关。这些被称为牙龈菌蛋白酶的毒素的数量越多，涛蛋白的数量也越多。研究者还在大脑皮层（对信息和语言处理及概念性思维很重要）及活着的阿尔兹海默症患者的脑脊液中发现了该细菌的 DNA。

如何避免牙龈病

牙龈疾病是非常普遍的。虽然估算数据因国家、年龄组和疾病的严重程度而异，但它影响到大约一半的成年人。在早期和较温和的阶段，它被称为牙龈炎，如果不加以治疗，会发展成更严重的形式，即牙周炎。牙龈疾病是由牙齿和牙龈上的细菌堆积在称为牙菌斑的薄膜中引起的。症状包括牙龈退缩和出血。如果牙菌斑堆积并变硬，它可以穿透牙龈引起炎症并帮助细菌进入血液。最终，牙齿可能不得不被拔掉。由于牙龈疾病与阿尔兹海默症有关，认真对待口腔卫生比以往任何时候都更重要。以下是你能做的：

- 牙龈酸痛、出血和口臭都是牙龈炎的迹象。如果这些症状听起来很熟悉，请预约牙医看诊。
- 我们都知道这个道理——每天至少刷两次牙，并使用牙线把正在你牙齿之间堆积的牙菌斑分解掉。
- 如果牙菌斑变成了牙垢，你将需要请牙科卫生员将其刮掉。
- 不要太用力刷牙，过度热心的清洁也会造成损害，使细菌进入你的血液。
- 吸烟会使你更难发现牙龈疾病的迹象，如牙龈出血，因为血流会减少，而且会让牙龈疾病更难治疗，因为吸烟会削弱免疫系统——这些都是你戒烟的理由。

重要的是，研究小组还发现，在没有患过阿尔兹海默症的人的大脑中也存在着牙龈卟啉单胞菌的迹象，尽管数量少得多。这表明，感染发生在疾病发作之前，所以感染是疾病的一个潜在原因，而不是疾病发作之后发生的，[②]例如，因为人们在患有阿尔兹海默症时不太能照顾他们的牙齿，或者因为某种原因，细菌更容易进入阿尔兹海默症患者的大脑。曾有研究者发现患有阿尔兹海默症和牙龈疾病的人更快地衰退到阿尔兹海默症，这导致人们假设感染引起的炎症可能使阿尔兹海默症恶化。但现在有了直接因果关系的证据。诚然，这项研究只在 50 人中进行，但在小鼠中的实验为这些发现增加了支持。当研究小组在小鼠身上模拟牙龈疾病时，牙龈卟啉单胞菌感染了它们的大脑并造成了同样的破坏，导致淀粉样斑块和涛蛋白缠结，并对脑细胞造成了损害。[③]

这一切都与之前在 2016 年的一项发现相吻合，即淀粉样蛋白的形成是对细菌感染的一种防御。因此，似乎大脑中阿尔兹海默症的标志性迹象实际上可能是在对已进入大脑的牙龈疾病感染的反应中产生的。而所涉及的细菌，即牙龈卟啉单胞菌，也会加剧危险的炎症，并且也可能攻击脑细胞本身。动物研究还暗示，感染牙龈卟啉单胞菌会扰乱昼夜节律，导致睡眠中断，这将减少大脑的淋巴活动，该系统在我们睡觉时会清除淀粉样物质等垃圾。[④]

可逆转的损害

尽管这听起来很可怕，但也有一些好消息。一个关于阿尔兹海默症病因的新理论也为治疗提供了新的方向，以及我们可能的自我保护方式。当给一些大脑受到感染的小鼠注射一种针对牙龈菌蛋白酶的药物时，它很快就被清除了，炎症消退了，有害的淀粉样蛋白和涛蛋白的水平也降低了。甚至海马体的一些受损神经元也得到了恢复。

这样的治疗方法何时才能为阿尔兹海默症患者所用？Cortexyme 公司在最初的试验中表明他们的药物对人体是安全的，并且对阿尔兹海默症患者的大型试验结果不久将会公布。另一种正在研究的方法是开发一种疫苗，以从源头上预防牙龈疾病。

与此同时，我们需要尽我们所能照顾好我们的牙齿和牙龈，并定期去看牙医。这一点尤其重要，因为阿尔兹海默症并不是唯一被认为受牙龈疾病影响的疾病。牙龈疾病还会增加患帕金森病的风险，[⑤]有牙龈卟啉单胞菌抗体（这是一种被感染的迹象）的人也更可能有心脏病发作、类风湿性关节炎或中风。这种细菌与糖尿病之间也有显著的联系。

在你惊慌失措之前，请记住，这些是复杂的疾病，有许多可能的病因。牙龈疾病很可能是导致阿尔兹海默症的众多原因之一。正如我们在本书中所看到的，有许多因素，包括遗传因素和我们的生活方式，都会影响到这种疾病，而且其中许多因素是相互关联的。牙龈疾病很可能是另一个符合这一要求的因素。甚至可能的情况是，有阿尔兹海默症遗传倾向的人之所以风险增加，是因为牙龈脓肿与他们体内的某些蛋白质相互作用的方式。因此，通过一切手段，照顾好你的牙齿，但我们对理解和治疗阿尔兹海默症的探索不会停止于此。

第二十七章

听力损失与
阿尔兹海默症有关

在所有导致阿尔兹海默症的因素中，我们可以对其有所干预的头号风险因素是听力损失。约翰霍普金斯大学的弗兰克·林（Frank Lin）和他的同事对600多人进行了大约12年的跟踪研究，结果显示，轻度听力损失会使你患阿尔兹海默症的风险翻倍，而中度听力损失会增加两倍。对于那些有严重听力损失的人来说，其风险是五倍之高。①

我们并不清楚为什么听力损失会增加阿尔兹海默症的风险。我们知道的是，我们的听力往往会随着年龄的增长而变差，大体上是由于耳蜗中的微小细胞受损，耳蜗是内耳中一个螺旋形的骨头，将空气中的振动声转化为大脑可以处理的电子信号。任何损害都意味着它在编码声音方面变得更糟。

有两种类型的感觉障碍似乎是特别有问题的。2021年，韩国的一个研究小组让超过6 500名年龄在58 ～ 101岁之间的人参加了一项为期6年的研究。在研究开始时，他们被问及他们的视力和听力，并每两年对他们的认知能力进行测试。一旦研究人员将影响阿尔兹海默症的其他因素考虑进去，如教育和性别，那些同时有视力和听力损失的人发展成阿尔兹海默症的可能性是那些只有一种损伤或没有损伤的人的两倍。②

过重的大脑负荷

像听力和视力丧失一样，阿尔兹海默症也会随着我们年龄的增长而变得更加普遍，可能随着我们年龄的增长，一些共同的事情会导致所有这些情况，这可以解释这种联系。但是，如果我们看看当人们的听力有困难时，大脑中发生了什么，就很容易看出听力损失本身在某些情况下可能是造成阿尔兹海默症的原因。如果我们很难听到声音，我们就需要更多的认知资源来处理它们（有一个更高的认知负荷），这对其他认知过程，如工作记忆，是不利的。

另一个问题是，无论我们是否去注意它，听力总是"开着"的，所以它可能不断地与我们的其他大脑功能竞争，这可能会反过来影响我们执行各种日常任务的能力，也就和我们在阿尔兹海默症中所看到的一样。

最后，听力损失还可能加速阿尔兹海默症相关的大脑变化。被诊断出有听力问题的人在随后的几年里往往会出现各种大脑区域的萎缩。受影响的区域不仅涉及语言处理，还涉及记忆，以及与轻度认知障碍（使人们有可能发展为阿尔兹海默症的记忆问题）和阿尔兹海默症的早期阶段有关的区域。而且，听力损失，尤其是未经治疗的听力损失，会导致人们的社会孤独感增加，这是阿尔兹海默症的另一个已知风险因素。

可预防的风险

所有这些都非常重要，因为在可能导致阿尔兹海默症的风险因素中，听力损失是我们最可能为之做些什么的。根据《柳叶刀》杂志 2020 年的一份报告，估计 40% 的阿尔兹海默症风险是可以预防的，如戒烟、减少空气污染和增加体力活动。而其中，占这种可预防风险的 8%（比任何其他单一方面都要多）是听力损失。

如何保护你的耳朵免受巨大噪声的影响

在演出现场：
- 在音乐会或俱乐部之夜等喧闹活动后，给你的听力大约 18 个小时来恢复。
- 不要站在靠近扬声器的地方。
- 每隔 15 分钟从噪声中休息一下，以减少你的暴露。
- 戴上耳塞以降低音量。

在戴耳机时：
- 如果你使用耳机，每小时休息 5 分钟。
- 使用降噪耳机来阻隔背景噪声，而不是一味提高音量。
- 只以最大音量的 60% 或更小的音量收听。

一般来说，如果出现以下情况，噪声就太大了：
- 超过 85 分贝，特别是长时间的。
- 你必须在它上面大喊大叫。
- 你无法听到你附近的人说话。
- 事后你有耳鸣。

然而，在所有的风险因素中，对听力的研究可能是最少的，尽管通过使用助听器和其他疗法，它是最容易纠正的因素之一。即使像这样的干预措施只减少了一些病例，但考虑到有多少老年人患有听力损失，这可能是很重要的。听力问题的发生率每十年翻一番，到了 70 岁，2/3 的人都会有影响到日常交流程度的听力损失。[3]

那么，我们能做些什么呢？最重要的是随着年龄的增长，定期检测你的听力，并且如果需要，就佩戴助听器。2019 年对美国 25 000 多名 50 岁以上的人进行的研究发现，因与年龄有关的听力问题而佩戴助听器的人比不佩戴的人头脑保持得更敏锐。而在 2021 年，北爱尔兰的研究人员发现，有轻度认知障碍的人如果佩戴助听器，平均要多花两年时间才会发展成阿尔兹海默症。同样重要的是，要确保听力损失不会导致人们进一步的社会孤立，无论他们是否患有阿尔兹海默症。④

　　由于耳朵里的毛细胞受损而导致听力损失的早期迹象包括难以察觉高音调的声音（如儿童的声音），或柔和的声音（如电话中的对话）。耳鸣（耳朵里出现嗡嗡声的一种形式）是另一个提示。尽管听力损失会带来这些坏处，但大多数人在开始出现问题后，平均要等上 10 年才会去买助听器。⑤因此，如果你有这些症状，请去测试你的听力。同时，在保护你的耳朵不受过度噪声的潜在损害上，什么时候开始都不会太早。

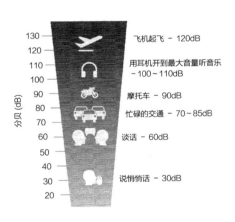

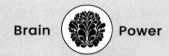

第七部分

你的影响

这本书看到这里，希望你已经更熟悉你两只耳朵之间的鱿鱼状的东西，以及如何更好地照顾它。不言而喻，这之所以如此重要，是因为最终是你的大脑让你成为你自己。然而，矛盾的是，这些发现中的一个问题是，对大脑及如何保持其健康运行的大部分研究是基于一大群人进行的。这是件好事——参加实验的人越多，结果就越有意义。但是，当我们阅读这些发现时，我们需要记住这样一个事实：我们的大脑、它们的结构、它们的工作方式、塑造和雕琢它们的生活经历及支撑它们的遗传学因素都是不同的。研究人员在观察一大群人时发现了一种模式，这并不一定意味着它对你来说也是如此，只意味着它对他们观察的大多数人来说是符合的。举个第三十章里的例子，在第三十章里我们将讨论习惯，形成一个新的习惯平均需要66天，但有些人只用了18天就完成了，而有些人则需要近一年的时间。科学研究可以为我们提供关于人类大脑的宝贵见解，但这并不意味着所有这些都适用于你和你的独特版本。

考虑到这一点，在最后几章中，我们将庆祝并探索其中的一些差异，首先是性格。哲学家们曾经认为，我们出生在这个世界上时是一块白板，这种想法一直延续到了最近的科学思维中。今天，人们更广泛地认为，遗传因素在很大程度上造就了我们的性格，而且这种遗传倾向与我们的环境相互作用，我们将在第二十八章中探讨这一观点。这对大脑很重要，因为有些性格特征会使我们面临心理健康问题的风险，而另一些特征似乎具有保护作用。令人高兴的是，我们最近发现，性格并不像以前认为的那样在我们的一生中都是固定的，所以我们都可以做一些事情来改善我们性格中那些对我们的心理健康不利的方面。

关于性格的问题，如果你是那种倾向于高度紧张的人，你可能会想翻到第二十九章，这一章探讨了我们对压力的反应方式，特别是在我们繁忙的生活中。这里有更多的好消息：是的，压力可能对我们不利，但你可以仅凭思想的力量来保护自己免受其害。

如果你在这本书的结尾想要做出一些积极的改变，最后一章应该会有所帮助。在这里，我们将探究当我们形成新的习惯时，大脑中会发生什么，以及如何利用这一过程来养成更好的习惯，并丢掉那些对我们不利的习惯，这样你就只需要最少的努力就可以过上更健康的大脑生活。

第二十八章

你的性格影响心理健康

你的性格从何而来，是一个争论激烈的话题。许多父母会告诉你，他们的孩子来到这个世界上，已经具备了某种与生俱来的"气质"，而不是一块等着完全由生活经验塑造的白板。还有那些同卵双胞胎之间不可思议的相似之处的故事，他们在出生时被分开，在非常不同的家庭中长大，而当他们几十年后相遇时，他们穿着同样的衣服，有着同样的兴趣和举止。比较同卵双胞胎和异卵双胞胎的研究在一定程度上支持了这一点，表明遗传因素显然起到了一定的作用。

然而，科学家们对其作用的大小仍有不同意见。我们没有单一的合群性基因来帮助我们交朋友和影响别人。相反，许多基因会与我们的环境相互作用，影响我们的性格。了解这个过程有巨大的意义。它决定了父母可以对其子女的行为、性格和成就施加多大的影响，并触及重大社会问题的根源，例如，我们可以期望人们改变和取得多大的成就。而我们的个性是如何形成的，以及我们可以做些什么来改变它们，这个问题也与我们的精神健康有很大关系。

大五人格模型

鉴于性格的复杂性，我们没有一个完美的方法来描述它，这并不奇怪，但心理学家倾向于使用大五人格系统，它定义了五个独立的人格特征，而人们在每个特征上会落在维度上的某一点。这五个特征是对经验的开放性、尽责性、外向性、亲和性和神经质。

利用这五种特征，研究人员发现我们的性格对生活中各个方面的成功都有影响，从我们的爱情生活到我们的职业前景，以及我们的健康甚至长寿。[①]例如，具有较高尽责性的人，往往能取得更好的学术和职业成就，有更好的人际关系和身体健康。亲和性和外向性与积极的心理健康有关联。[②]对新经验高度开放的人似乎对压力有更强的抵抗力，[③]而且通常擅长创造性思维。

然而，神经质的名声就比较差了。有这种性格特质的人常常被小挫折压倒，并能把普通的情况解释为威胁。考虑到这一点，你可能会毫不惊讶地发现，神经质与一些心理健康问题有关，包括抑郁症、进食障碍和精神分裂症。

大五人格模型受到了一些审查，批评者认为它在概括人格的细微差别方面做得不够好。

在我们的性格中，有一个方面是大五人格没有涵盖的，但它在心理健康方面的作用越来越引起人们的注意，那就是完美主义。虽然没有被严格定义为一种人格特征，但完美主义被描述为有过高的标准和自我指责的倾向，这使人们有可能出现一些心理健康问题，包括进食障碍、抑郁症、焦虑症和强迫症。

大五人格模型

大五人格特质是一个谱系，但在每个方面得分很高的人往往具有
以下特征：

1. 对经验的开放性：特点是具有洞察力和想象力，愿意尝试新事
物。在这一特质上得分高的人往往喜欢结识新朋友，并且具有创
造性。

2. 尽责性：这些人以目标为导向，深思熟虑，有良好的冲动控制。
他们倾向于提前计划，并思考自己的行为如何影响他人。

3. 神经质：神经质特质高的人有较高的愤怒、敌意、焦虑、担心、
悲伤、自我意识和脆弱的程度，对困难情况的反应不成比例得消极。
他们总是自我指责，对他人的批评非常敏感，并经常感到自己的
不足。

4. 外向性：高度外向的人在与他人相处时感到精力充沛，而且非
常善于社交、健谈和喜欢表达。相反，那些外向性低的人在社交
场合感到疲惫，不喜欢成为注意力的中心。

5. 亲和性：这一特质的特点是关心他人，具有同理心、善良，并
希望帮助他人。亲和性高的人也更善于合作，而亲和性低的人往
往更具竞争性和操纵性。

隐藏的流行病

　　随着很多国家的年轻人患心理健康问题的比例上升，英国
的两位研究人员托马斯·库兰和安德鲁·希尔想弄清楚追求完
美的压力是否是罪魁祸首，特别是考虑到今天的年轻人生活在
一个被社交媒体前所未有的审查的世界，并面临着学术成功的
巨大压力。

为了进行调查，库伦和希尔比较了 1989—2016 年期间大学生在一个名为"多维完美主义量表"（Multidimensional Perfectionism Scale）的完美主义测量工具上的得分。该量表测量几种不同类型的完美主义：自我导向的完美主义，涉及过高的个人标准；社会规定的完美主义，即过高的社会期望；以及他人导向的完美主义，人们将过高的标准放在他们周围的人身上。

库兰和希尔研究了美国、加拿大和英国超过 41 600 名学生的数据，发现所有 3 种类型的完美主义水平都随着时间的推移而增加。[④]令人担忧的是，社会规定的完美主义的增长幅度最大，这对我们的心理健康特别不利。这种完美主义包括对错误的过度关注，令人心烦的不确定性，对不被他人认可的恐惧，以及自我感觉和现实之间的巨大差距，它还与抑郁症、焦虑症、强迫症和自杀有着最紧密的联系。更重要的是，这种类型的完美主义不只是让人们面临抑郁症的风险，而且抑郁症患者也有可能发展出这种完美主义，他们感受到一种需要在别人眼中呈现出完美的样子的压力。[⑤]这项研究使库兰和希尔认为，完美主义已经成为年轻人中的一种隐性流行病。[⑥]

完美主义的悖论

矛盾的是，完美主义者是在为自己的失败铺路。尽管具有这种特质的人确实倾向于成为高成就者，但他们并不从达到目标中感到快乐，反而长期给自己更大的压力以保持住自己的高标准。完美主义者纠结于任何他们所感知到的不足之处，并不断担心别人如何看待他们。不可避免的是，他们对完美的追求往往变得过多，这种压力使他们在精神上无法完成他们的工作，或实现他们为自己设定的任何其他崇高目标。例如，希尔最近发现，运动员中的完美主义特质与职业倦怠有关，而且如果运动员认为他们的教练也期望别人是完美的，那么他们更有可能遭受职业倦怠。⑦

味道如何改变我们的个性

要想立即提高你的冒险意识，可以尝试咀嚼一些酸味的糖果。人们在被要求品尝五种不同的味道（甜、酸、苦、咸和鲜味）中的一种之后，那些尝过酸味的人在随之进行的计算机模拟实验中选择了更大的风险。而且，如果你想减少对他人的评判，请放下你的咖啡。在另一个实验中，人们要判断道德上可疑的情景（如一个人在吃他死去的狗），那些喝了苦味饮料的人对这些情景的判断明显比喝了水的人更严厉。

如果你读到这里，担心你的性格可能会对你的心理健康造成破坏，请不要绝望。直到最近，人们所相信的是，人格在整个童年和青春期发展，并在30岁左右变得固定，但我们现在知道事实并非如此，我们的人格会随着年龄的增长而继续改变。最有说服力的研究是对超过13.5万名不同年龄段的成年人在网上完成了大五人格问卷调查，发现随着年龄的增长，我们倾向于变得更随和，亲和性和尽责性的水平在增加。

随着年龄的增长，女性的神经质有所下降，但男性没有。[8]我们不知道到底是什么原因导致了这种变化，但它可能是由于大脑结构随着年龄的增长所发生的改变。例如，对神经质的遗传因素影响似乎在青春期达到顶峰，这表明我们可能在此后的人生阶段里更容易受到干预措施的影响，从而改变我们的性格。

改变我们的不仅仅是年龄。生活事件也会影响我们的性格。首先，新的浪漫关系会降低神经质。当女性离婚时，她们似乎变得更加外向，对新的经验更加开放。德国的研究人员最近发现，当我们成为父母时，女性往往会变得更加外向和亲和，而男性则变得不那么外向，但更加认真负责。[9]所有这些看起来可能有点显而易见，但它确实挑战了我们在进入成年后就只能保持自己的性格的想法。

性格移植

如果可以改变我们的性格，那么医生对可能会使人面临健康风险的人格特征进行常规筛查，并采取措施进行干预，也许是有意义的。某些药物及认知行为疗法都被证明可以降低那些已经在接受特定心理健康问题治疗的人的神经质水平。

那我们其他人呢？当被问及这个问题时，绝大多数人都说他们想调整自己的性格，多一点好东西，少一点焦虑。而且你不需要生孩子或离婚来改变你的大五人格特征的得分。心理治

疗和致幻剂都可以降低神经质的水平，增加开放性，⑩但也有
更简单的方法。

其中一个方法是找出能反映你希望看到的人格变化的具体
行为。当人们被要求记下这些行为作为干预的一部分时，他们
报告说4个月后他们的人格发生了明显的变化。关键是这些行
动要具体。当人们写下"我将更有条理"或"我将与更多人交谈"
这样模糊的目标时，这种技巧并不奏效。相反，可以尝试使用"如
果x，然后y"的语言。例如，"如果我在课堂上不同意某些观点，
我将发表我的意见"。⑪

性格的起源

是什么塑造了我们的性格？基因肯定起到了一部分作用。
最近的一项研究发现，有超过600个独立的基因与神经质特质
有关，而且它们似乎对形成两种不同的性格特质有贡献，一种
倾向于更多的抑郁情绪，另一种倾向于更多的担忧。⑫ 但是，
即使我们能够确定参与性格的基因，可是有这么多的基因，而
且每个基因所起的作用都相对较小，这说明这些特征是多么复
杂。此外，这些基因只占人们性格差异中的一小部分，环境也
起着巨大的作用。一个特别强大的环境因素是我们成长过程中
父母的教育方式。例如，过度具有惩罚性的养育方式似乎会导
致完美主义的特征。孩子们的早期倾向相当于他们的个性，可
以由他们在学校交了什么样的朋友来塑造。而且，我们的性格
远非一生都固定不变，而是有越来越多地研究证明，会被我们
的生活经历所塑造。

无可否认，这项研究中的志愿者对自己的性格变化进行了
评分，所以他们有可能存在偏见或被误导。但是去年，美国和

瑞士的研究人员进行了一项随机对照试验，看看他们是否可以使用一个智能手机应用程序来指导人们改变他们的性格，应用程序提供工具和技术来帮助人们达到目标。3个月后，与等待使用该应用程序的人相比，使用该应用程序的志愿者的性格发生了明显的变化，而且这种效果在实验结束后至少持续了3个月。更重要的是，亲密的朋友、家人和亲密的伙伴也同意，志愿者的性格发生了预期的转变。

总的来说，参加研究的人发现他们更容易向着获得一个新的人格特质做出积极的转变，而不是减少他们不喜欢的特质的水平，[13] 所以如果你想引起改变，这可能是一个好的开始。而且，这种努力应该会有回报——按照我们设定的目标来改变性格，已经被证明可以改善心理健康，[14] 所以一切都值得期待。

完美主义的问题也可以通过认知行为疗法来得到帮助。[15] 而父母和老师可以尝试在减少下一代的完美主义特质方面发挥作用。我们知道，注重成就的过度挑剔的养育方式会促进完美主义，而那些感到完美主义压力的父母应该谨慎对待这种会传染给他们孩子的焦虑。在课堂上，有很多事情可以减少孩子们实现完美表现的压力，例如，关注整体进步而不是挑剔不重要的错误，根据个人能力设定可达成的目标，并确保奖励和惩罚是私下的，以减少羞愧和内疚的感觉。[16] 所有这些都应有助于使儿童在努力中获得成功，而不是已经在为不可能的事情努力。

性格改变目标

如果你想要改变你的性格，有研究表明具体的目标会有所帮助。研究者们编写了一张清单，针对每一个人格特质有不同的目标，其中一些列举在了下面。你可以尽请选择，或者创造你自己的目标，但是对你要采取的行动要准确描述。

更外向：
• 更经常地在小组中做决定。
• 更有开创性 / 有魄力。
• 减少沉默。

更有亲和性：
• 多一点礼貌，少一点苛责。
• 更多欣赏他人。
• 尊重他人。

更有尽责性：
• 不要太乱。
• 减少拖延。
• 坚持做一件事直到完成。

减少神经质：
• 少担心。
• 更加自信。
• 减少情绪化。

更开放：
• 对新事物有更大的热情。
• 更有好奇心。
• 更经常地质疑常规和传统。

第二十九章

压力不一定是坏事

如果你曾经尝试过大笑瑜伽，很有可能在一开始你会觉得很尴尬。它通常会让你与一群陌生人站在一起，盯着他们的眼睛，主动发出笑声。这时，由于没有平常的社交线索和与幽默相关的令人感觉良好的因素，整个事情可能会让人感觉有点不舒服。然而，在几轮高度尴尬的"嘀嘀嘀，哈哈哈，嗨嗨嗨"之后，一些奇怪的事情开始发生。所有这些奇怪的尴尬使人无法保持严肃的面孔，尴尬被融化了，在你发觉之前，你就已经陷入了真正的笑声中，并获得了自发的笑声会带来的所有心理上的益处。

这和压力有什么关系呢？学着变得更幽默不仅是一时的瑜伽潮流，而是能够保护我们免受压力影响的众多方法之一，学会在面对逆境时保持冷静，并让自己更有韧性。

压力是一个日益严重的健康问题，而且与西方所有 6 种主要死因（癌症、心脏病、肝病、意外事故、肺病和自杀）都有关联。[①]正如我们在第一章中发现的那样，压力也会扰乱我们的肠道，导致它变得更加容易"泄漏"，使细菌进入血液并引发炎症。大脑的情况也并没有好多少。压力会导致认知能力和效率的下降，并增加心理健康问题，包括抑郁症，即使是对压力的预期也会降低我们的认知能力。[②]而且压力迫使我们把注意力集中在我们眼前的事物上，而不是看到事情的全貌。除此之外，它还会扰乱我们的人际关系，并迫使我们做出对我们的健康不利的选择，如吸烟和不健康的饮食。所有这些使得世界卫生组织将其描述为"二十一世纪的流行病"。

什么是压力

更令人惊讶的是，压力本来是为了拯救我们的生命而出现的，并不是为了缩短它。你在压力下所感受到的所有感觉——心率加快、手心出汗、能量突然激增，甚至是肚子不舒服，都是一套由大脑开始的经过精细调整的程序所带来的，它的目的是使我们免受潜在的威胁。正如我们在本书的其他部分所了解到的，杏仁核是大脑的恐惧中心，它不断地探测环境中的威胁。如果它认为有什么东西值得关注，它就会通过下丘脑发出信号，引发我们的逃跑或战斗反应。肾上腺素在体内流动，血流量增加，这提高了警觉性，为我们的奔跑做准备。另一种激素皮质醇的释放确保这种压力反应持续到需要的时候，释放储存的葡萄糖给我们提供更多的能量，并抑制其他身体过程，如消化和免疫系统，以便一切都能集中在我们面前的威胁上。

显然，在正确的情况下，压力可以成为救命稻草，而且在日常生活中也可以帮助我们完成重要的工作和挑战。但是，当这个系统开启的时间过长，被并非真正威胁的事物所触发，或者不适当地强烈，问题就会出现，其中任何一种情况都可能导致无数的健康问题。

好消息是，即使压力在某种程度上在我们繁忙的生活中无处不在，但不是每个人都以同样的方式回应它，而我们的回应方式可以决定它对我们健康的影响有多严重。更妙的是，最近的研究向我们展示了我们如何把压力作为一种好的力量加以利用，并将其转化为我们的优势。

我们中的大多数人都认识一些似乎从来没有在压力下崩溃过的人，他们很少让有压力的情况影响到自己。科学家们一直热衷于了解为什么有些人在受到压力时表现得更好，也就是所谓的心理韧性，这主要是因为了解这些个体差异可以帮助我们决定谁最适合从事高风险的工作，如军事特种部队或消防工作，在这些工作中，强烈的压力会使一些员工出现心理健康问题。

心理韧性的根源

其中一部分原因可以归结于早期的生活经历。对一些在罗马尼亚很小的年纪就被收养或一直在照料机构长大的孤儿的研究表明，在这个大脑形成新联系的重要时期，早年的困难生活会对大脑产生影响，使他们在以后的生活中更有可能患上创伤后应激障碍和抑郁症。这些大脑的变化也削弱了压力反应，导致那些留在照料机构的人在压力情境下只会产生较少的皮质醇。换句话说，这是一种不适当的压力反应。相反，如果我们在成长过程中拥有强大、稳定和支持性的关系，这可以帮助我们在以后的生活中缓解压力事件的影响。

另一个影响我们如何应对压力的关键因素是一种叫作神经肽Y（NPY）的大脑化学物质，它有助于控制压力和情绪化行为。在军队中进行的研究发现，与普通士兵相比，特种部队的士兵有一个更好的 NPY 系统，他们产生的这种化学物质越多，在各种不同情况下的精神状况就越好。因为 NPY 作为压力的开关，这个系统似乎可以阻止人们产生过度强烈的压力反应，并且还可以防止这种反应持续保持开启状态并导致慢性压力。虽然我们的 NPY 反应有很强的遗传成分，[③]但它不是完全固定的，有初步研究表明正念有助于改善它。

你的性格也与你对压力的复原力有关。在一项题为"幽默是最好的药吗？"的研究中，印第安纳大学－普渡大学印第安纳波利斯分校的迈克尔·斯莱特发现，在工作中出现创伤性经历后，能使用幽默作为应对机制的消防员更不容易出现工作倦怠和创伤后应激障碍。[④]幽默是一种特别吸引人的对抗压力的方法，因为它不仅可以防止压力的负面影响，而且也已有研究证明，它对我们的健康也有很多积极的影响。

不过，并不是每个人在面对逆境的时候都能自然而然地保持快乐。这些人还有救吗？科学家们认为是有的。初步研究显示，几周的幽默训练，包括笑声练习和讲笑话的课程，可以帮助人们学习如何使用幽默作为一种应对策略，而训练也减少了人们所感知到的压力、焦虑和抑郁感受。[⑤]最近的另一项研究发现，在帮助我们缓冲压力方面，我们生活中笑的频率比笑的强度更重要。[⑥]

重新理解压力

如果你对大笑瑜伽和幽默训练还是有疑问，这里还有一个更简单而且可能会更有帮助的技巧。尽管已经有确凿的证据说明压力，尤其是慢性的、长期的压力，对身心都有坏处，但是它对你是否有不好的影响与你如何看待它有很大的关系。这就是研究者们所说的"压力心态"，而选择正确的心态不仅可以保护你免受压力的负面影响，甚至还能让压力变成对你有益的东西。

从你目前在本章里读到的内容，以及由于压力通常被描述为负面的方式来看，你很可能会有研究人员所说的"压力会令人衰弱"的心态。但是压力并不一定是件坏事。那种让我们可以脱离险境的压力反应对我们的生产力也会有帮助——压力荷尔蒙能提升我们的注意力和记忆力。它让我们可以即刻变得更警觉。我们的大脑在压力下会变得更敏锐。

心态决定一切

正确的心态不仅对压力很重要，它对生活的其他方面也会产生深远的影响。衰老就是其中之一。从消极角度看待衰老的人倾向于采取更少的健康行为，并且更可能不去看医生。结果是，他们的衰老更严重、死亡更早。我们的智力也受制于我们对它的看法：那些认为智力是可塑的、可以锻炼的东西，而不是固定的、由基因决定的东西的学生，会感到更有动力，得到更好的分数，并更喜欢学习。最引人注目的是，运动的好处也受制于我们的思维方式。在酒店工作人员中，与从事同样工作但不认为这是种好的锻炼的人相比，认为自己的工作是种好的锻炼的酒店工作人员体重下降更多，血压的改善也更大。而认为自己喝的是高卡路里奶昔的人比认为自己喝的是低卡路里版本的人感觉更饱。

不仅如此，即使是长期的压力也可以对我们的身体有令人惊讶的积极影响。由于压力在告诉我们的身体为潜在的损害做准备，它所产生的荷尔蒙可以修复细胞并生产新的蛋白质——身体的组成部分，它还会让我们的免疫系统做好准备，使我们的身体状态更好。在小鼠身上所做的研究发现，压力促进了海马体中的神经再生，并改善了认知技能。此外，最近的一项研究表明，对于在父母的支持下长大的健康的儿童来说，早年生活中的一些压力对他们的大脑发展可能是有好处的。[7]不仅如此，虽然压力确实可能会损害我们的人际关系，那些经历过非常有压力的事情并且克服了它的人通常会感到心理更强大，建立了新的更牢固的友谊，并且对生活中美好的事物有了一种新的感激之情。

我们该如何理解这种显而易见的"压力悖论"？简单的答案是，专注在好的东西上。人们越是采取一种压力会有益处的心态，他们就会越少地受到压力的负面影响，也会获得越多的压力所带来的好处。这是一个自证预言。

如果你还不相信，请看一项研究。该研究发现，如果医生告诉有轻微过敏反应的人，他们的情况将会变好，那么他们症状的改善速度比另一组仅仅接受了医生检查的人更快。一项对3万人进行的令人难以置信的研究表明，当人们有很多压力但相信压力对他们有好处时，压力对健康的负面影响比那些有较少压力但相信压力对他们有害的人要少（最糟糕的是有很多压力并相信它对你有害）。把压力看作是有促进作用而不是削弱作用的人，当他们被置于压力环境中时，也有更适度的皮质醇反应。⑧

积极思维的力量

转换一个不同的压力心态有多容易？为了找出答案，耶鲁大学的阿丽亚·克拉姆（Aliah Crum）和她的同事们把办公室职员分成了两组。一组人观看的短视频告诉他们压力是坏的，并且它会导致职场中的错误及疾病。另一组人学习到压力会提升他们的职场表现、免疫力和健康。一周后，这些培训成功改变了人们的心态。更棒的是，那些现在相信压力是有益的人遭受压力的负面影响更少。⑨只是相信压力是好的就能保护他们不受压力的影响。

这只是众多研究中的一项，表明相信压力对他们有好处的人有更好的身心健康，在工作中更有生产力，在压力情况下有更适当的生理压力反应。他们也更愿意接受反馈，这可以帮助他们成长和提高。

克拉姆说，我们可以采取三个简单的步骤，将压力转化为我们的优势。

第一个步骤是给它命名。例如，"我有压力，因为我担心我将赶不上这本书的截止日期。"命名你的压力是有用的，因为它将你大脑中的反应从更情绪化和反应性的杏仁核转移到参与更慎重思考和计划的前额叶皮层，这意味着你更能够理性地解决这个问题。在这里，正念技术可以帮助你对你的压力反应更有觉察。例如，你是否变得更有防御性或开始吃零食。增加觉察将会有助于你去认识和应对它。

第二个步骤是做你压力的主人。这意味着意识到我们对事情感到压力的原因是我们在乎它们，这实际上是相当积极的。这是在提醒你，你正在朝着你想要的东西前进，而要达到目的并不总是那么容易。所以在我的情况下，这种压力将帮助我赶上我的书的截止日期，这是我想要成就的事情，而且我知道这绝不会是一件容易的事情。这样做不会使压力消失，但以这种方式拥有压力可能会使它更容易应对，并将其视作为实现更远大的目标而必须经历的东西。

如何减少压力

- 听音乐——它可以降低压力荷尔蒙的水平（关于音乐的更多好处，见第十九章）。

- 动起来——运动有助于降低我们对压力的感知。

- 冥想——这种练习可以帮助我们更好地控制情绪，对压力有更强的抵抗力。

- 休息一下——睡眠不足会影响我们的情绪，使我们更容易发脾气，更难处理困难的情况。

- 投资你的社交网络——它们是抵御压力的最好方法之一，可能是因为它们在大脑中触发了催产素等感觉良好的化学物质。

- 确保你在工作中得到奖励——一项关于工作场所压力的研究发现，那些努力工作但没有得到认可的人面临更大的压力和倦怠的风险。

第三个步骤是，你需要尝试利用你的压力反应来让你受益。毕竟，当我们有压力时，我们身体里发生的事情是为了帮助我们处理生死攸关的情况而进化的。对我们生理上的影响是注意力更集中、精力更充沛、更加警觉，这些都是我们在其他时候经常努力争取的能力。因此，在我的例子中，更好的注意力对写作很有帮助。压力反应还有助于细胞的修复和生长，使我们的免疫力增强，为即将发生的攻击做好准备。这一策略的关键是从积极的方面来理解压力反应。将焦虑重塑为兴奋已被证明可以帮助人们在考试、谈判和公开演讲中做得更好。

所有这些都表明，如果你可以把压力看作一件有益处的事情，而不是总是带来损害的事情，你就可以获得各种各样的好处，尤其是生理上会对压力有更好的反应。是时候停止对压力有压力了。

第三十章

如何养成健康的习惯

在这本书中，我们已经发现了无数的方法可以让我们的大脑保持健康，让我们的心灵感觉良好，这些方法涵盖了从饮食到运动、心理锻炼、自我关照等。现在是时候把这些知识付诸实践了。其中一些事情将很容易实现；如果你已经拥有一只宠物，喜欢在大自然中散步，总是吃新鲜莓果，喜欢黑巧克力的味道，你可以得意地庆祝这些你已经很享受的对大脑有益的习惯。但是，如果你在读这本书，你很可能还没有过上完美的有利于大脑健康的生活方式（如果你有，请记住完美主义并没有它被说的那么好！）。我们都知道，形成好习惯和打破坏习惯可能很困难。但在这里，神经科学也可以有所帮助。

我们在日常生活中所做的很多事情都是自动模式下进行的，根据一个经常被引用的研究，大约有 40% 的时间是这样。[①]想象你要搭乘地铁去入职一份新工作。在第一天，你需要找出地铁出发的时间，在哪个站台等，要经过多少站，从哪一站下车，以及正确的出站口是哪一个，出站之后怎么走到办公室。你可能还需要记住一个进入大楼的密码，并想想在电梯里需要摁下哪一层的按钮。在最初的几天里，你会需要有意识地对你的这趟旅途进行思考，而这会要求你的前额叶皮层努力地工作，前额叶皮层是我们大脑中对冲动控制、计划、决策和注意力起到重要作用的区域。要把这些想法变成行动，前额叶皮层会和大脑的其他部分进行沟通，而大脑中对于习惯养成最重要的区域之一是深埋在大脑中的纹状体，它与情绪、奖励和运动都有关。[②]根据过去的记忆和来自前额叶皮层的指示，纹状体将向你的肌肉发出信号，告诉它们该如何执行必要的行动。

切换到自动驾驶模式

然而，给它几个星期，上班的旅程将成为你的第二天性。你甚至可能在某天去办公室时发现，你在去的路上一直在想你的周末计划。而且，尽管你很努力，你甚至记不起旅途中的细节，例比，如你在站台上的位置或地铁有多拥挤。这是因为随着事件的重复，前额叶皮层为了使行为发生而做的工作越来越少，它把接力棒交给了纹状体，你可以认为这是大脑进入了自动驾驶模式。③对动物的研究表明，当我们重复一种行为时，纹状体中的脑电波会变得越来越慢，越来越同步，这大概是习惯已经形成的标志。④在这一时刻之后，纹状体似乎能够扣动奖励行为的扳机，告诉身体该怎么做，而不需要来自你大脑思考的认知输入。

当习惯形成时，纹状体在科学家所谓的行为"组块"中也发挥了作用。当你穿上鞋子离开家时，你实际上是在做很多小动作。拿起你的鞋子，把它放在你的脚上，把一根鞋带放在另一根鞋带上打结，等等。组块使你的大脑将这些动作打包成一个单一的习惯——穿鞋，以免除你要思考每个步骤的痛苦。

观察啮齿动物学会一个新习惯后的大脑活动的实验显示，在新行为的开始和结束时，纹状体中的脑细胞蜂拥而至。⑤正如该领域的主要研究人员之一安妮·格雷比尔所解释的那样，这就好像大脑在打包行为，所以从开始到结束它都能自动运行。另一种理解是，行为被放在了括号里，而纹状体的活动标志着开始和结束。

习惯的力量

习惯的形成是非常有道理的。如果我们不得不有意识地思考我们一天生活中的每一个方面，从记住厨房里的咖啡放在哪里到上班的路线，以及如何系鞋带，大脑将很快变得超负荷，我们将没有能力去思考其他事情。一旦一个行为被组块，纹状体就可以按下播放键，然后我们就开始了。因此，习惯性行为的捷径是非常有用和有效的，但在坏习惯的情况下，也可能是给我们带来问题，因为一旦它们进入这种自动模式，要打断它们就更难了。鉴于此，我们如何才能利用这些过程来帮助我们形成更好的习惯，并打破坏习惯？

首先，思考一下什么是习惯是有帮助的。习惯不是独立存在的；它们与我们环境中的线索紧密相连。事实上，科学家将习惯定义为线索和行为之间的心理关联，通过重复，人们在遇到该线索时就会感到有一种冲动去实施该行为。如果你一进家门就开始脱鞋，过不了多久你就会自动这样做——线索是进家门，行为或习惯是脱鞋。或者你可能习惯性地在饭后伸手去拿一些甜食——一顿饭结束是触发因素，而不是你的食欲。想想你的一天，你可能会惊讶于你实际上有多少像这样的小习惯。

如何达成长期目标

我们的大脑聚焦在当下的时刻，并且会将我们对自我的感知与此时此地相连接，而在它眼中未来是一个陌生人，这些是我们通过大脑扫描实验所看到的事实。这会让我们对长期的计划采取行动变得格外困难。有些人会试着想象他们的长期目标，例如，他们在婚礼那一天的样子，以这样的方法来帮助自己聚焦在饮食和锻炼的计划上。但是科学表明，这可能是被误导了。当人们去想象这种成功故事时，它可能会让大脑以为这个目标已经达成了，反倒会让到达那里的决心减弱。

一个更好的方法是去考虑最坏的情况，如穿不进去昂贵的婚纱，来让你的任务进度保持正轨，这种思维方式被称为"防御性悲观"。[⑥]

习惯与我们的环境紧密相连，这一事实让我们对如何养成和打破这些习惯有了初步的认识。我们在哪里，和谁在一起，以及我们在做什么，都是可以触发特定习惯性行为的线索。

劫持该系统的一个方法是利用我们环境中的重大变化，如去度假或开始新工作。在这些时候，打破旧的习惯和形成新的习惯会比较容易，因为我们会有一套新的日常流程，并且会抛弃许多旧的线索。

下一步是将你想变成习惯的新行为与你的日常流程中的特定部分或一天中的某个时间联系起来。例如，如果你想开始吃对肠道更友好的饮食，你可能会决定在早晨你已经习惯吃的燕麦片上撒上莓果和种子。或者在咖啡机上留个纸条，让你在每天早上喝咖啡之前喝杯水。不久之后，你就不再需要这张纸条了。将新的习惯依附在我们日常流程中已有的部分上，可以给我们的大脑提供所需的提示，使该行为最终成为一种自动行为。

为了最大限度地提高这些机会，把行为尽可能地具体化是有帮助的。因此，与其决定"多吃蔬菜"，不如尝试说"我将在午餐时多吃蔬菜"。一个被证实的方法是使用"如果——那么"的计划来具体化和促进习惯的形成。例如，"如果我去厨房，我就喝杯水"。这有助于使行为自动化，并绕过有意识的思考和自我控制的需要。

除了具体之外，你的目标也应该是现实的。因此，如果你想做更多的瑜伽，试着每天起床后在垫子上花 10 分钟去做，而不是试图在一周内的某个时间点参加 3 个较长的课程。一旦每日瑜伽成为一种习惯，你就可以增加长度。时间线索也可以发挥作用，例如，你可以在每天上午 9 点服用欧米伽油补充剂。2021 年的一项研究发现，线索是来自你的日常流程还是一天中的特定时间并不重要。重要的是线索本身。

早起鸟……

虽然这么说，早上可能是形成新习惯的理想时间。根据一项研究，一小组学生被要求在 90 天内每天早上第一件事或睡前最后一件事做一个简短的臀部肌肉伸展动作。早晨做伸展运动的人更快养成了自动的习惯，他们在 100 天内就让这一行为变成了第二天性，而晚上做伸展运动的人则需要 150 天。[7] 这里的关键似乎是压力荷尔蒙皮质醇的水平，皮质醇与新行为的学习有关，而它的水平在早上往往比在晚上更高。此外，皮质醇水平因人而异，这也有助于解释为什么有些人发现他们比其他人更难坚持他们的习惯。

无论在一天中的什么时候，重复真的是习惯形成的关键，尤其是在早期。一项又一项的研究表明，当人们成功地养成新的习惯时，最初的几次行为在使其成为自动行为方面起着最大的作用。随着时间的推移，每一次重复的行为所产生的影响都会小一些，直到达到一个平台期。这时，习惯就形成了，你也就进入了维持模式。并非所有的习惯都能持久，但就其本质而言，一旦它们成为自动行为，就更难打破它们（正如我们都从我们的坏习惯中知道的那样）。关键似乎在于定期和持续。

然而，如果你确实掉队了，也不要放弃。形成一个新的习惯可能需要很长的时间，所以偶然的错误并不是什么大事。2009 年的一项研究要求近百人尝试养成一个新的饮食、饮酒或行为习惯。参与者们平均花了 66 天来养成新的习惯，但不同的人所花的时间有很大的差异，有些人只花了 18 天，有些人则花了 254 天。[8]同样，最近的研究发现，形成一个习惯平均需要 59 天，这也进一步证明你应该至少坚持几个月。令人鼓舞的是，在保持习惯上，重复似乎比自制力重要得多。[9]

打破坏习惯

那么打破坏习惯呢？ 2018 年，格雷比尔的团队发现，除了纹状体中的神经元在一个习惯的开始和结束时同步启动外，还有一组神经元在中间启动。这些神经元被称为"中间神经元"，它们抑制其他神经元的发射，大概是为了防止新的程序开始，直到这个程序结束。⑩这个聪明的系统使习惯一旦形成就很难打破。幸运的是，即使前额叶皮层已将控制权移交给纹状体，它仍会对程序进行监视，并能在出现紧急情况时进行干预。

如何破解你的习惯

- 如果你试图发挥自制力，那么保持你的膀胱充盈。
在一项研究中，参与者在测试前喝了很多水的情况下能够表现出更强的自制力——选择等待更大的奖励而不是接受即时的满足。看来，我们身体的一个区域的自控力也可以延伸到其他区域。

- 如果你想获得更多的意志力，诀窍是让自己相信你有更多的意志力。相信意志力是有限的人比相信意志力是潜在的无限的人更快地放弃任务。而且我们越是施加意志力，得到的就越多。他们还吃得更健康，在考试中表现得更好。

- 改变你的环境，使你更容易养成对大脑健康有帮助的习惯。例如，在冰箱里装满浆果，储备黑巧克力，而不是牛奶类的巧克力。你可能仍然会想吃零食，但你只会有最好的选择。

- 压力通过提高我们从纹状体获得的奖励感来干扰习惯的养成，并减少前额叶皮层施加的自我控制。这两者结合在一起，就形成了一种追求短期奖励而非长期目标的秘诀。因此，为了最大化养成健康习惯的机会，请防止你的压力水平升高。这又是一个你不该在自己掉队的时候自责的理由。

- 如果你想改掉一个坏习惯，那么在日记里把所有你做了这些负面的事情的情况记下来。这种责任感将有助于把这种无意识的行动带入你的脑海中，帮助你的前额叶皮层重新对你的行动施加更多的控制。

所以如果你真的想打破坏习惯，有一个技巧是有意识地去注意它们，从而最终让大脑思考的部分重新参与进来。一种办法是在每一次你做了那个不想做的行为的时候，就在日记里记下来。你越是去注意它，你就越有可能从自动驾驶模式转换出来。如果这听起来太辛苦了，你也还是可以尝试用一些对大脑健康的选择来替换你的旧习惯。例如，如果你在晚上忍不住要喝杯小酒，就把它变成红葡萄酒。或者在你的早晨零食中把牛奶巧克力换成黑巧克力。

　　也许最好的建议是，从那些你认为自己会喜欢的、促进大脑发展的习惯开始。并非所有的习惯都是平等的，当关系到它们有多难养成或打破时，那些会对大脑的奖励通路带来巨大影响的行为，如吃高热量的食物，将更容易形成习惯，也更难被消除。在研究中，成功形成新习惯的人往往是那些选择了对他们来说有更多内在奖励的行为的人。因此，如果你想在你的生活中建立一种有益于大脑健康的行为，最好的办法是选择你认为你会喜欢的东西。[11]

结语

　　我的两位祖母都是了不起的女性，她们都活到了 90 岁，都待在自己的家里，直到最后几天还保持着清醒的头脑。尽管我是一名科学记者，撰写和编辑了无数关于我们的日常生活对大脑影响的文章，但我对自己在这方面的未来一直有一种自鸣得意的感觉。我认为自己很幸运：在基因方面，我的祖母们一定是打了一手好牌，我也一定继承了这样的基因。在赢得了这个基因头奖之后，我所要做的就是放轻松，享受我的长寿奖励。

　　如果你已经读到了这里，你会知道这是一厢情愿的想法。它违背了所有关于我们的生活方式选择对长期大脑健康的重要性的最新证据，并且它也对我的祖母们选择的生活方式是一种冒犯。

　　这两位女士是非常不同的人。一位是法国人，喝大量的红葡萄酒，坚韧而务实，而且从未结婚，一生中大部分时间都是独自生活。而我的英国祖母结婚 50 多年了，与家人团聚在一起，感情丰富且热情。我一直认为她们是非常不同的人。但这本书也让我注意到了她们之间的相似之处。两个人都有很强的社交能力，她们喜欢旅行，还学习语言。她们都曾经工作，但在退休后也保持着忙碌的精神生活和社交生活。她们做志愿者、学习新的爱好、旅行。

我的祖母们是抽中了好的基因吗？还是因为她们的生活方式？当然，答案是两者都有，特别是考虑到我们越来越意识到饮食和运动等生活方式因素如何能够开启和关闭基因。拿到一手好牌有帮助，但这只是一个开始。希望我在未来的几十年里能找到答案，但我不会等到那时再采取行动。

这是我希望这本书强调的最重要的事情之一：当我们谈论大脑老化的问题时，我们应该从今天、此时此地就开始做出改变，不管你现在的年龄多大。在了解了我在这本书中记录的一些令人难以置信的发现之后，我在自己的生活中做出了许多微小的改变，而我希望这些改变能带来变化。我花了更多的时间在户外，特别是选择在大自然中运动，而不是在健身房。我投资了一盏灯，在晚上切换到温暖的红光，在白天切换到明亮的蓝光，以帮助我保持身体时钟的同步。我已经放弃了短期的流行饮食法，转而食用富含纤维的食物来滋养我的微生物群。

这给我带来了一个重要的启示：没有什么快速见效的方法。没有 12 个星期的计划，你也不能在社交媒体上发布挑战结果。健康的大脑老化意味着一场长期的博弈，日复一日地做出正确的选择。这并不意味着它必须是无趣的。我的祖母们对这些研究一无所知，但她们做了自己喜欢的事情。在第三年龄大学（第三年龄指的是退休后到身体开始明显衰退之间的年龄，大约在

65 ～ 80 岁）阶段学习爵士乐。骑着牦牛穿越也门。现在找到你喜欢的事情，以后就能享受到它们给大脑带来的好处。

而这些个人选择只是一个开始。随着我们越来越多地发现生活方式对我们的精神和大脑健康的重要作用，问题就从个人的行动转移到我们作为一个社会该如何运作。医学界正越来越多地认识到生活方式因素在预防认知能力下降和保护我们的心理健康方面的重要性，而且现在有一个日益增长的生活方式——医学的运动，它着眼于如何通过诸如运动、饮食和睡眠等方面来使我们保持健康。

作为一个社会，比以往任何时候都更重要的是，每个人都能获得同样的机会来兑现这些好处，无论是让所有的学龄儿童得到足够的锻炼以有利于他们的学习和心理健康，还是让老年人得到他们需要的社会支持以保护他们免受孤独的影响。

我们还必须更善于谈论心理健康，给人们提供工具来培养这种身体和心灵的联系。当我们需要睡眠和社会交往时，必须对优先考虑这些事情予以接纳。它们不应该被看作是轻浮的奢侈品，而是我们保持长期健康的关键。我建议，现在是时候把这些活动视为一种预防疾病的社会疫苗了——它不仅对我们个人有益，而且对更广泛的社会有益。